PraxisWissen

Übertragung und Gegenübertragung in der psychiatrischen Arbeit

Psychiatrie Verlag

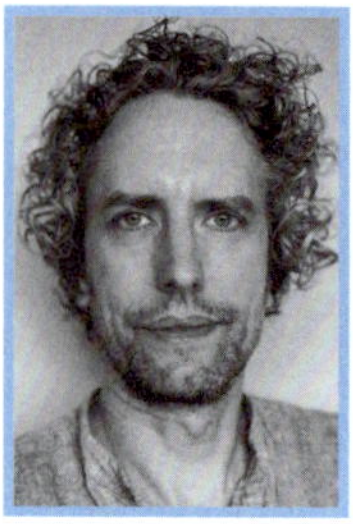

TIMO STORCK ist Professor für Klinische Psychologie und Psychotherapie an der Psychologischen Hochschule Berlin, psychologischer Psychotherapeut (AP, TP) und Psychoanalytiker sowie Lehrtherapeut und Supervisor (auch in psychiatrischen Kliniken) an verschiedenen Aus- und Weiterbildungsinstituten.

PraxisWissen

Timo Storck

Übertragung und Gegenübertragung in der psychiatrischen Arbeit

Psychiatrie Verlag

Die Reihe **Praxis**Wissen wird herausgegeben von:
Karsten Giertz, Caroline Gurtner, Nilufar Mossaheb, Klaus Obert, Tobias Teismann
und Maike Wagenaar

Timo Storck
Übertragung und Gegenübertragung in der psychiatrischen Arbeit
PraxisWissen 21
ISBN: 978-3-96605-285-6
ISBN E-Book (PDF): 978-3-96605-355-6
ISBN E-Book (EPUB): 978-3-96605-356-3

Weitere Bücher zu psychischen Störungen finden Sie im Internet:
www.psychiatrie-verlag.de

Bibliografische Information der Deutschen Nationalbibliothek
Die Deutsche Nationalbibliothek verzeichnet diese Publikation in der
Deutschen Nationalbibliografie; detaillierte bibliografische Daten
sind im Internet über https://portal.dnb.de abrufbar.

Psychiatrie Verlag GmbH
Ursulaplatz 1
50668 Köln
info@psychiatrie-verlag.de

Lektorat: Uwe Britten, Eisenach
Umschlagkonzeption und -gestaltung: studio goe, Düsseldorf
Umschlagabbildung: https://stock.adobe.com/hanahal (Stock-Id: 768458417)
Typografiekonzeption: Iga Bielejec, Nierstein
Typografie und Satz: Barbara Hoffmann, Leipzig
Druck und Bindung: Zimmermann Druck + Verlag, Balve

Inhalt

Einleitung

Beziehungsvorstellungen sind ein wesentlicher Teil davon, was wir uns als »Persönlichkeit« eines Menschen vorstellen können. Wie jemand sich selbst erlebt, ist zu großen Teilen die Vorstellung des Selbst »in Beziehung zu«. Das lässt sich entwicklungspsychologisch begründen: Was wir in Interaktionen mit anderen erleben, schlägt sich nieder in Beziehungsvorstellungen, einschließlich Fantasien, Erinnerungen und Erwartungen. Diese Beziehungsvorstellungen beeinflussen, was wir in neuen Interaktionen mit anderen erwarten. Erlebtes wird zur »Blaupause« für neue Erlebnisse. Zwar sind wir dadurch nicht vollkommen determiniert, allerdings fällt es schwer, sich von entsprechenden Mustern jeweils in Gänze zu lösen, wir bleiben darauf bezogen, und dies erst recht deshalb, weil einige Aspekte davon unbewusst sein können, etwa in der Partnerwahl oder dort, wo wir anderen Menschen Intentionen zuschreiben.

In der psychoanalytischen Theorie wird es mit dem Begriff der Übertragung bezeichnet, wenn sich etwas von solchen verinnerlichten Beziehungsmustern in aktuellen Erfahrungen zeigt. Übertragungen sind allgegenwärtig, weil wir, einfach gesagt, unseren »Rucksack« an verinnerlichten Beziehungserfahrungen immer mit uns herumtragen. Ein solches allgemeines Modell wird besonders für die Konzeption dessen genutzt, was in professionellen, zum Beispiel therapeutischen Beziehungen vor sich geht und wie die Aktualisierung verinnerlichter Beziehungsmuster für ein besseres Verstehen und nicht zuletzt für das Verändern von Erleben und Verhalten genutzt werden kann.

Auch von der anderen Seite her betrachtet, kann gesagt werden, dass das Übergehen der Aktualisierung internalisierter Beziehungsmuster professionell Helfender in psychosozialen Arbeitsfeldern diesen Tätigkeiten eine wichtige Chance für ein reflektiertes und vertrauensvolles Arbeiten nimmt. Die Reflexion von Übertragungsprozessen und deren Korrespondenz in Prozessen der Gegenübertragung und Eigenübertragung schützt zudem vor unangemessenem Verhalten psychosozial tätiger Personen – und schließt das Erkennen dessen ein, wo die Grenzen des Arbeitens mit Übertragung und Gegenübertragung liegen.

Drei Ebenen einer professionellen Beziehung

In therapeutischen Gesprächen (und nicht nur in dezidiert *psychotherapeutischen!*) werden für gewöhnlich drei Ebenen der professionellen Beziehung unterschieden (Gelso 2014). Das sind:

1. die Realbeziehung,
2. das Arbeitsbündnis bzw. die Arbeitsbeziehung sowie
3. das Geschehen in Übertragung und Gegenübertragung.

Unter einer *Realbeziehung* wird all das verstanden, was damit zu tun hat, dass zwei Menschen einander begegnen: ihre äußeren Merkmale, die Bedingungen ihres Zusammenkommens, ob sie sich sympathisch oder weniger sympathisch sind, sich einander vertrauensvoll oder weniger vertrauensvoll begegnen. Bestimmte Merkmale teilen sie miteinander, andere nicht (was etwa bei kultursensibler Psychotherapie besondere Beachtung findet). Hier sind auch Aspekte der »Passung« in der professionellen Beziehung relevant. > Vertrauen, Seiten 132, 144

Das *Arbeitsbündnis* umfasst diejenigen Aspekte der professionellen Beziehung, in denen es um Rollenerwartungen und -zuschreibungen geht. In der Arbeit begegnen zwei Menschen einander vor dem Hintergrund unterschiedlicher Voraussetzungen: Die eine Person übt ihren Beruf aus, weist also bestimmte Qualifikationen und Kompetenzen auf, und die andere Person sucht Hilfe und dies konkret im Rahmen der Gesundheitsversorgung. Auf der Ebene des Arbeitsbündnisses herrscht also eine gewisse Asymmetrie in der

Beziehung. Es gelten nicht für beide dieselben Regeln und für beide stehen unterschiedliche Aufgaben an: Eine Person in der Rolle des professionell Helfenden wird nicht oder eher selten von sich selbst erzählen, ein Patient oder eine Patientin hingegen ist aufgefordert, sich offen einzubringen. Der therapeutisch tätigen Person obliegen die Aufgabe der Strukturierung des Prozesses (im Ganzen sowie in einer einzelnen Stunde) und die Verantwortung für die Einschätzung der Indikation für das gewählte therapeutische Setting. Das Arbeitsbündnis bzw. die Arbeitsbeziehung wird deshalb auch unter dem Aspekt der »Allianz« betrachtet (Flückiger u. a. 2018).

Das Geschehen in *Übertragung* und *Gegenübertragung* (siehe etwa Storck 2020, 2025a; Rugenstein 2024) hat damit zu tun, dass sich verinnerlichte Beziehungsmuster (manche eher weit in der Biografie zurückliegend, andere verknüpft mit dem aktuellen Lebensalltag) in der therapeutischen Beziehung zeigen. Zuallererst hat das eine Bedeutung für den Patienten bzw. die Patientin. Die therapeutische Beziehung, verbunden mit Erwartungen und Befürchtungen sowie Affekten insgesamt, wird zu einem Feld, auf dem sich Beziehungsmuster zeigen und wiederholen, aber auch verstanden und verändert werden können.

BEISPIEL

Frau A. leidet an Symptomen einer depressiven Störung. Sie grübelt viel, macht sich für vielerlei Dinge selbst Vorwürfe und sucht die Schuld meistens bei sich. Sie kann schlecht schlafen, ihre Stimmung ist oft »im Keller« und seit einiger Zeit empfindet sie keine Freude an Aktivitäten mehr. Zu ihrer Biografie gibt sie an, dass »eigentlich immer alles in Ordnung« gewesen sei. Es entsteht aber auch der Eindruck einer äußerlich versorgenden Beziehung zu den Eltern, und zwar bereits als Kind und Jugendliche, ohne viel emotionale Nähe oder Verbundenheit bekommen zu haben. Frau A. zeigt sich sehr dankbar für das psychotherapeutische Angebot und scheint sehr motiviert.

Nach einigen Wochen der gemeinsamen Arbeit äußert Frau A.: »Ich bin froh, dass ich jede Woche hierher zu Ihnen kommen kann. Dass Sie immer da sind und mir zuhören. Aber manchmal denke ich, dass Sie sich mit mir langweiligen und eigentlich in der Zeit lieber etwas anderes machen möchten.« Vor dem Hintergrund der Symptomatik, der biografischen Informationen und des *Erlebens der Therapeutin* kann die Hypothese entwickelt werden, dass etwas von den Erfahrungen und Fantasien, die sich für Frau A. in der Beziehung zu den Eltern ergeben haben, nun auch ihr Erleben der Beziehung zur Therapeutin färbt: Sie erwartet, äußerlich versorgt zu werden (Bereitstellen der Stunde), ohne dass sich das Gegenüber allerdings ihr emotional nah fühlt. Das entspricht den frühen Erfahrungen von Frau A., die sie nun auch unhinterfragt für die Beziehung zwischen ihr und der Therapeutin voraussetzt. So etwas wird mit dem Begriff »Übertragung« bezeichnet.

Solche Prozesse spielen häufig aufseiten von Therapeut*innen eine Rolle. Diese sollten Bescheid wissen über ihre eigenen verinnerlichten Beziehungsmuster, und zwar vor dem Hintergrund zurückliegender Selbsterfahrung sowie aktueller Intervision und Introspektion. Es spielt eine große Rolle für die eigene psychiatrische Arbeit, dass das Aktuelle auf beiden Seiten im Licht der eigenen Geschichte von Beziehungserfahrungen gesehen wird. Gelingt es, diese Aspekte zu reflektieren, dann ist auch die Arbeit unter Einbezug der Gegenübertragung erleichtert (»therapeutische Beantwortung der Übertragungsprozesse«).

BEISPIEL

Der Psychotherapeut Herr B. behandelt seit einigen Monaten seinen Patienten Herrn C., der wegen zunehmender interpersoneller Konflikte die Behandlung begonnen hatte. Der Patient wundert sich, weshalb er von anderen immer die Rückmeldung bekomme, dass er so dominant sei, man sich von ihm »von oben« herab behandelt fühle und sich daraufhin von ihm zurückziehe. Herr C. meint, das liege vermutlich daran, dass alle immer so empfindlich seien.

Oft beschäftigen den Therapeuten in den Stunden Selbstzweifel. Auch wenn er ansonsten davon ausgeht, dass er mit Herrn C. einen stimmigen und prognostisch günstigen Behandlungsplan aufgestellt und konkrete Ziele erarbeitet hat, die grundsätzlich nicht unerreichbar scheinen, denkt er in der Stunde oft etwas wie: »Was habe ich denn jetzt schon wieder gesagt? Das klingt doch total blöd, ich müsste es besser machen, ich bin kein guter Therapeut für Herrn C. Gut, dass meine Kollegen mich gerade nicht hören!« Vor dem Hintergrund einer ansonsten gefestigten beruflichen Identität und eines gut regulierten Selbstwerts des Therapeuten, im Kontext der Thematik des Patienten und den Eindrücken des Therapeuten in der Stunde kann man probeweise annehmen, dass die Gedanken Herrn B.s in der Stunde als Ausdruck der Gegenübertragung verstanden werden können. Es geht dem Therapeuten so wie anderen mit Herrn C., er »antwortet« innerlich auf eine (vermutlich unbewusste) Tendenz des Patienten, die Beziehung zu anderen Menschen als ein »Oben versus Unten« zu gestalten, in dem er selbst »oben« ist (und so unter Umständen Kleinheits- oder Beschämungsängste abzuwehren versucht).

Das im Beispiel Dargestellte ist nicht professionsspezifisch oder beschränkt auf das Setting einer ambulanten Psychotherapie. Dieselbe Szene inklusive der begleitenden Reflexion ist für eine Ergotherapeutin, einen Krankenpfleger oder die Mitarbeiterin vom Sozaldienst in einer stationären Behandlung denkbar.

Dabei ist wichtig zu beachten, dass das, was konkret im Behandlungszimmer passiert, immer etwas ist, in dem alle drei Aspekte der professionellen Beziehung zusammenkommen. Das ist zwar zu unterschiedlichen Anteilen der Fall, aber es handelt sich auch um das Einnehmen einer jeweiligen Perspektive.

Herr D. äußert im Verlauf seiner ambulanten Psychotherapie seiner Therapeutin gegenüber: »Sie sind so eine warmherzige Person, ich komme wirklich gern zu Ihnen.« Auf der Ebene der Realbeziehung benennt der Patient, dass seine Therapeutin Eigenschaften hat, die er mag. Auf der Ebene der Arbeitsbeziehung meldet er ihr zurück, dass sie ihm auf therapeutisch hilfreiche Weise begegnet. Auf der Ebene der Übertragung könnte man genauer erkunden, welche Bedeutung »Warmherzigkeit« oder Zuwendung im Leben von Herrn D. gespielt haben und was er von anderen erwartet; vielleicht steckt auf dieser Ebene in seiner Aussage sogar unbewusst die Aufforderung oder Warnung an seine Therapeutin, ihn nicht zu frustrieren und ihn vielleicht wenig konfrontieren zu sollen.

Beziehungsorientiertes Arbeiten in unterschiedlichen psychiatrischen Professionen

Die drei Ebenen einer professionellen Beziehung in helfenden Berufen (Realbeziehung, Arbeitsbündnis, Übertragungs-Gegenübertragungs-Geschehen) spielen in fast allen psychosozialen Tätigkeitsfeldern eine Rolle, sei es in multiprofessionellen Teams oder in Einzelangeboten, nämlich in Beratungsstellen, in therapeutischen Wohngruppen, in der Suchtarbeit, in stationären therapeutischen und überhaupt in allen im engeren Sinn psychiatrischen Einrichtungen.

In einer Fallbesprechung eines multiprofessionellen Teams in der stationären Psychotherapie diskutieren die verschiedenen Mitglieder über die Behandlung der zwanzigjährigen Patientin Frau E. Dabei wird zunächst das Thema besprochen, dass es die Patientin vermutlich mit einem eher jüngeren weiblichen Mitglied des Behandlungsteams leichter haben könnte, um eine Passung zu finden (Realbeziehung), sodass die Patientin vom verbindlichen Rahmen der stationären Therapie besonders profitieren könnte (Arbeitsbündnis), dass sie aber vor dem Hintergrund ihrer Geschichte ambivalente Gefühle gegenüber ihren Wünschen nach Zuwendung erlebt (Übertragung), die sie vielleicht eher von einer älteren Person erwartet.

Dabei unterscheiden sich offensichtlich die verschiedenen professionellen Angebote, Rahmenbedingungen und Zielsetzungen teilweise deutlich voneinander. Das Angebot in einer Ergotherapie ist ein anderes als das in einem ärztlichen Gespräch, es verfolgt andere Ziele und findet auf der Basis unterschiedlicher Qualifikationen statt. Ein gemeinsamer Aspekt der verschiedenen Formen beziehungsorientierten Arbeitens in psychosozialer Tätigkeit ist darin zu sehen, dass sie vor dem Hintergrund eines Vermögens stattfindet, den eigenen Beitrag zur Beziehungsgestaltung zu reflektieren und sich angesichts dessen »zur Verfügung« zu stellen, sodass sich bestimmte Erwartungen in dieser Beziehung zeigen können. Der Hinweis auf das oben beschriebene Arbeitsbündnis zeigt, dass dieses Angebot einer »Entfaltung« verinnerlichter Beziehungsmuster in die professionelle Beziehung jeweils spezifisch verknüpft ist mit den konkreten professionellen Aufgaben.

BEISPIEL

Herr F. wird in einer psychotherapeutischen Klinik behandelt. Dabei fällt schnell auf, dass er anderen Menschen mit einem sehr hohen Maß an Misstrauen begegnet und es ihm daher schwerfällt, Nähe zuzulassen und sich emotional zu öffnen. Im Bezugspflegegespräch macht ihm der Krankenpfleger das Angebot, gemeinsam im Hof Tischtennis zu spielen. Währenddessen gelingt es Herrn F., von Mobbingerfahrungen in der Schule zu erzählen. In einem psychotherapeutischen Einzelgespräch zeigt er sich zunächst ähnlich vorsichtig und verschlossen, aber die Psychotherapeutin gibt ihm ausreichend Zeit, ohne ihn zu bedrängen, und bietet ihm nach einiger Zeit die Verstehenshypothese an: »Ich kann gut verstehen, dass Sie sich davor zu schützen versuchen, dass jemand Sie verletzen kann. Aber ich sehe auch, was für einen hohen Preis Sie dafür zahlen, wenn Sie so allein sind.«

In beide Beziehungen bringt Herr F. sich, seine Geschichte und seine Bewältigungsstrategien ein, aber diese werden im jeweiligen Kontext unterschiedlich aufgenommen. Im multiprofessionellen Team können dann alle Verstehensvorgänge und Beobachtungen zusammengetragen werden.

Es lässt sich also festhalten, dass es für psychiatrisch Tätige folgende Aspekte zu beachten gilt, wenn es um die beziehungsorientierte Arbeit geht:

- der Hintergrund professionell begleiteter Selbsterfahrung,
- das Bereitstellen einer Beziehung, in der sich verinnerlichte Beziehungsmuster zeigen können und dürfen,
- eine verstehende Grundhaltung,
- die Verknüpfung dieser Art von Beziehungsangebot mit den konkreten Aufgaben und Zielsetzungen der jeweiligen Profession bzw. des Settings insgesamt.

Die letzten drei Aspekte werden im Verlauf dieses Buchs unter der Perspektive dessen aufgenommen und diskutiert, was ich als das Drei-Ebenen-Modell der Arbeit mit Übertragung und Gegenübertragung bezeichne (Storck 2025a). Es findet sich für unterschiedliche Berufsgruppen und Settings angepasst wieder.

Übertragung und Gegenübertragung

In der Einleitung habe ich bereits erwähnt, dass sich im Blick auf professionelle Beziehungen in psychosozialen Arbeitsfeldern drei Ebenen unterscheiden lassen: die Realbeziehung, die Arbeitsbeziehung und die Übertragungs-Gegenübertragungs-Beziehung (Gelso 2014). Ich bin auch darauf eingegangen, dass die letztgenannte für die weitere Darstellung gleichsam die Richtung vorgibt und von ihr aus die beiden anderen betrachtet werden, wo sie relevant sind.

Die Begriffe von Übertragung und Gegenübertragung sind ursprünglich und historisch in der Psychoanalyse geprägt worden und sind insgesamt in klinischen, ambulant-therapeutischen Arbeitsfeldern von großer Bedeutung. Erkennt man Übertragungs- und Gegenübertragungsprozesse, lässt sich sehr hilfreich auch in nicht psychotherapeutischen Kontexten mit ihnen arbeiten. Knapp formuliert, lässt sich sagen: Übertragung ist die Aktualisierung verinnerlichter Muster des Beziehungserlebens in einer gegenwärtigen Beziehung und Begegnung. Eine Gegenübertragung ist wiederum eine Reaktion auf das sich aktualisierende Geschehen im therapeutischen Setting.

Interaktion und Repräsentation: Wie »verinnerlichen« wir?

Die Struktur unserer inneren, psychischen Welt ist »zusammengesetzt« aus Beziehungsvorstellungen (manchmal auch »Beziehungsrepräsentanzen« genannt), die aus unseren Beziehungserfahrungen resultieren. Diese Vorstellungen sind die Bausteine unseres Erlebens. Aus diesen Beziehungsvorstellungen lassen sich jeweils Bilder von uns selbst im Verhältnis zu anderen »herauslösen«. Unser Selbst ist immer schon ein Selbst »in Beziehungen«, also bezogen auf andere und vermittelt durch Affekte, die diese Beziehungen begleiten und herstellen. In unterschiedlichen Beziehungsvorstellungen spielen verschiedene Aspekte von uns selbst eine Rolle – und zwar gemessen an der Art der jeweiligen Beziehung und der damit verbundenen Rollenzuweisungen, Erwartungen und der Geschichte der Beziehung.

Üblicherweise erleben wir das nicht als einen Widerspruch oder als Inkompatibilität, zum Beispiel wenn wir unterschiedliche soziale Rollen einnehmen oder differierende Beziehungserfahrungen machen: Es sind jeweils »wir selbst«, es ist jeweils unser »Selbst«, das wir in verschiedenen Erfahrungen wiedererkennen und spüren.

BEISPIEL

Herr G. ist Investmentbanker und muss oft schwere Entscheidungen treffen, die manchmal Nachteile für andere mit sich bringen und zuweilen sogar zu Streit führen, was ihn sehr belastet. Er hat zwei Kinder im Alter von fünf und acht Jahren, mit denen er oft lachen und Späße machen kann, allerdings ist es auch erforderlich, gelegentlich Grenzen zu setzen. Er lebt in einer glücklichen Partnerschaft (er liebe seine Frau, betont er) und tanzt mit seiner Ehefrau regelmäßig Bachata. Dabei kann er den Arbeitsstress hinter sich lassen und spürt seinen Körper.

Seinem älteren Bruder gegenüber fühlt er sich bis heute bei Treffen oft »wie der Kleine«, dem die Welt noch erklärt werden müsse – er ist ein bisschen neidisch auf die Leistungen seines Bruders und versucht, mit ihm mitzuhalten. Herr G. bewegt sich also in unterschiedlichen Rollen, an unterschiedlichen Orten, er interagiert mit ganz verschiedenen Menschen und erlebt unterschiedliche Gefühle, ohne dass er sich in den jeweiligen Bereichen fremd erlebt, das heißt, er kann diese verschiedenen Facetten als Teil seines Selbst (bzw. der mentalen Selbstrepräsentanz) wahrnehmen.

Ganz ähnlich ist es mit unseren Vorstellungen von anderen Personen. Auch mit einer konkreten anderen Person machen wir unterschiedliche Erfahrungen, erleben verschiedene Gefühle – aber wir erkennen üblicherweise, dass es sich jeweils um dieselbe Person handelt, auch wenn wir uns mal streiten, mal liebevolle Nähe erleben, mal Alltag und mal Außeralltägliches teilen.

Diese psychische Vorstellung bzw. Repräsentanz einer anderen Person nennt die Psychoanalyse »Objekt« oder »Objektvorstellung«. Damit ist nicht gemeint, dass wir jemanden »objektiv« betrachten oder als ein nichtpersonales Objekt in einem materiellen Sinn ansehen, sondern es geht um das Objekt unserer Vorstellung.

BEISPIEL

Die 15-jährige H. streitet sich oft mit ihrer Mutter. Sie fühlt sich bevormundet und für alles Mögliche kritisiert. In ihren Augen »kapiert« ihre Mutter dann »gar nichts« und ist »gemein« zu ihr. H. ärgert sich darüber und manchmal schreit sie ihre Mutter an. Sie würde es zwar nicht zugeben, aber sie weiß auch, wie wichtig ihre Mutter für sie ist, zum Beispiel findet H. es sehr schön, mit ihrer Mutter gemeinsam zu kochen. Oft erinnert sie sich daran, wie geborgen sie sich als Kind mit ihr gefühlt hat oder wie es sich anfühlte, mit allen Sorgen bei der Mutter ein offenes Ohr zu finden. In der Kindheit war für H. die Mutter die absolute »Superheldin«, die alles hinbekommt. Daran denkt H. manchmal, auch wenn sie noch zwei Stunden davor türenschlagend in ihr Zimmer verschwunden ist.

Die Jugendliche erlebt unterschiedliche Interaktionen mit ihrer Mutter, die von ganz verschiedenen Gefühlen begleitet sind; auch gibt es eine Geschichte der intimen Beziehung zwischen beiden, die H. nicht verloren geht. Konzeptuell kann man sagen, dass H. über eine integrierte mentale Objektrepräsentanz ihrer Mutter verfügt, sodass Liebevolles und Ärgerliches Platz haben kann, ohne dass etwas auseinanderfällt.

In diesem Sinn kann man davon sprechen, dass unsere innere Welt aus Beziehungsvorstellungen zusammengesetzt ist – natürlich auch aus weniger realitätsgerechten; hier sind also Fantasien, Erwartungen und Befürchtungen und so weiter einbezogen. In den Beziehungsvorstellungen erleben wir immer uns selbst, »bedeutsame Andere« und natürlich auch die Affekte, die beides – uns selbst und die anderen – auf unterschiedliche Weise miteinander verbinden.

Diese Beziehungsvorstellungen als Bausteine der inneren Welt sind nicht schon immer da, sondern sie sind das Ergebnis von Erfahrungen, die wir mit anderen machen, also das Ergebnis dessen, dass und wie wir mit anderen interagieren. Solche Interaktionen in interpersonellen Beziehungen schlagen sich psychisch nieder in Beziehungsvorstellungen. Und zugleich färben Beziehungsvorstellungen die Art und Weise, wie wir weitere interpersonelle Beziehungen und Interaktionen eingehen und erleben. Haben wir vertrauensvolle Erfahrungen mit anderen gemacht, dann wird unsere innere Welt »freundlicher« ausgestaltet sein, denn wir vertrauen darauf, dass in neuen Interaktionen etwas Hilfreiches, Angenehmes oder Anregendes zu finden ist, und können entsprechend auf andere Menschen zugehen.

BEISPIEL

Frau I. hat in ihrer Kindheit belastende Erfahrungen gemacht. Sie war mehrfach Zeugin, als ihr Vater ihre Mutter verprügelte. Für sie und ihre Geschwister gab es viele Regeln und Bestrafungen. Ihr Vater verlangte, dass die Kinder niemals weinen. Ihre Mutter sagte meistens: »Ihr dürft den Papa nicht immer so provozieren!«

Heutzutage hat Frau I. es sehr schwer, anderen zu vertrauen. Ohne dass sie es merkt, schützt sie sich immer, wenn sie andere Menschen kennenlernt. In Freundschaften hält sie sich sehr zurück und teilt keine ihrer Sorgen oder Gefühle mit. Partnerschaften enden meist recht früh, während der Partnerschaft aber versucht Frau I. immer sehr stark, es ihrem Gegenüber recht zu machen. Dies fühlt sich dann jedoch distanziert an. Die Erfahrungen mit Mutter und Vater haben sich in Beziehungsvorstellungen niedergeschlagen und diese werden »aktiv«, wenn es heute darum geht, von Gefühlen getragene Beziehungen zu anderen zu führen.

Es lässt sich also ein Wechselspiel aus Verinnerlichung von Beziehungserfahrungen und dem »Färben« neuer Beziehungen durch die innere Welt beschreiben. Dabei geht es weniger darum, dass eine Art psychisches Tagebuch von Erlebnissen angelegt würde, sondern es geht zu einem wichtigen Teil um die Anreicherung von Erfahrungen in Fantasien, Befürchtungen und Sehnsüchten. Die Verinnerlichung von Erfahrungen ist allerdings nicht schlicht deren Abbild, das innere Objekt der Vorstellung ist nicht eine unveränderte Kopie der Person, wie wir sie in der Interaktion kennengelernt haben.

BEISPIEL

Herr J. hat als Kind seinen Vater sehr idealisiert. Der Vater war für ihn unfehlbar, und er hat es nie erlebt, dass dem Vater etwas nicht gelungen ist. Das war für Herrn J. als Junge wichtig, der Vater stand dafür, dass jemand Starkes an seiner Seite war und er sich weniger unsicher fühlen musste. Auch war es wichtig, sich den Vater als den »perfekten« Vater zu imaginieren, um nicht mit den eigenen Zweifeln, ob er wirklich als Person von ihm geliebt werde, in Kontakt zu kommen. Andere Menschen haben Herrn J.s Vater ganz anders erlebt, nämlich als unsicheren und kränkbaren Menschen, der es um jeden Preis verhindern musste, in eine als schwach erlebte Position zu kommen. Für Herrn J. war sein Vater der Größte, und bis heute ringt er mit der idealisierten Vorstellung davon, wie er selbst als erwachsener Mann und als Vater zu sein habe.

Diese Beziehungsvorstellungen auch als »Repräsentanzen« zu bezeichnen, akzentuiert, dass es sich bei den Bildern der inneren psychischen Welt um eine Re-Präsentanz im Sinne eines Wieder-gegenwärtig-Machens handelt. Etwas war in unserer Wahrnehmung präsent, aktuell ist es das nicht mehr, aber wir können es in unserer Vorstellung wieder präsent, wieder anwesend machen, also re-präsentieren.

Es ist ein wichtiger Schritt in der Entwicklung der Psyche, sich etwas (auch jemanden) vorstellen zu können, das (oder der) gerade nicht wahrgenommen werden kann. Die dreijährige K. spielt mit ihrem großen Bruder, der dann das Zimmer verlässt. K. spielt eine Weile allein weiter, dann aber ruft sie nach ihm. In konzeptueller Betrachtung: Sie hat eine mentale Repräsentanz von ihm und kann sich vorstellen, dass er im Nebenzimmer ist (ein paar Jahre später wird sie vermutlich auch denken können, dass er dort Schokolade versteckt hat und diese heimlich isst, weil ihre Repräsentanz des Bruders dessen Vorliebe für Schokolade und seine Schwierigkeiten mit dem Teilen umfasst). Sie muss ihn nicht mehr länger aktuell wahrnehmen, um erleben zu können, dass sie gern mit ihm spielen möchte. Die Präsenz des Bruders in der Wahrnehmung ist um die Repräsentanz des Bruders in der Vorstellung erweitert worden.

Die innere Welt eines Menschen setzt sich aus Beziehungsvorstellungen zusammen, die auch Fantasien, Erwartungen und Befürchtungen beinhalten.

Übertragung als ein Mittel des Bewusstwerdens

Das psychoanalytische Konzept der Übertragung erwuchs aus den Erfahrungen in Behandlungen. Sigmund Freud (1900, S. 568) gebraucht den Begriff der Übertragung bereits in der *Traumdeutung*, um zu beschreiben, dass sich manchmal die Intensität, mit der eine bestimmte Vorstellung erlebt (»besetzt«) wird, auf eine andere Vorstellung übertragen kann. Das ist dann der Fall, wenn die »erste« Vorstellung auch mit unlustvollen, das heißt unangenehmen Gefühlen verbunden ist (etwa Scham, Schuldgefühle oder Angst). Das »auch« ist hier entscheidend, denn es geht um Vorstellungen, die einerseits mit etwas Lustvollem verbunden sind, andererseits aber auch mit etwas Unlustvollem – also zum Beispiel, dass wir uns für etwas an unseren Wünschen schämen. > Scham, Seiten 132 f.

Zum als »Übertragung« bezeichneten Vorgang kommt es angesichts einer erforderlichen Kompromissbildung: Einerseits soll die Vorstellung nicht bewusst erlebt werden, weil sie unangenehme Gefühle mit sich bringt, andererseits aber sehr wohl, weil sie auch lustvoll ist. Aus diesem Grund wird die »Intensität« der ersten Vorstellung auf eine zweite verschoben, die weniger »prekär« ist, also mit weniger unangenehmen Gefühlen einhergeht. Unter »Intensität« ist hier die affektive Bedeutsamkeit zu verstehen – der Affekt »landet« bei einer anderen Vorstellung. Der Kompromiss besteht nun darin, dass auf diese Weise das Lustvolle, also die mit der Vorstellung verbundenen Wünsche, für das bewusste Erleben leichter akzeptabel sind.

BEISPIEL

Herr L. wird von existenziellen Ängsten vor dem Verlassenwerden gequält. Aufgrund seiner Kindheitserfahrungen fehlt ihm die Sicherheit, dass geliebte Menschen bei ihm bleiben und er emotional auf sie zurückgreifen kann. Ganz zögerlich hat er mit seiner Partnerin darüber gesprochen, aber schnell gemerkt, dass es ihm zu viel wird und dass sich andeutet, wie massiv seine Ängste auch in der aktuellen Beziehung sind.

In der darauffolgenden Nacht träumt er davon, dass er pünktlich an der Bushaltestelle ankommt, an der er jeden Morgen in den Bus zu seiner Arbeitsstelle steigt. Er wartet viele Minuten, aber es kommt kein Bus. Der Kioskbesitzer nebenan sagt ihm: »Der ist heute früher abgefahren.« Es finden sich in Herrn L.s Traum ein Tagesrest (der Bus, den er immer nimmt) und, so könnte man den Traum verstehen, eine Verschiebung der Verlassenheitsängste auf die aktuelle und relativ gesehen harmlosere Vorstellung, nur vom Bus »verlassen« zu werden, statt in emotional bedeutsamen Beziehungen allein dazustehen.

Sigmund Freud (1900, S. 568) spricht davon, dass es der Tagesrest im Traum ist, der sich für eine solche Übertragung der Besetzungsintensität eignet. Er liefere konflikthaften Aspekten des inneren Erlebens die Möglichkeit zur »Anheftung«. Unter einem Tagesrest versteht man diejenigen Aspekte in einem Traum, die mit kürzlich zurückliegenden Erlebnissen zu tun haben. Der Tagesrest ist also eine Art »Kostüm«, eine bildhafte Form, die denjenigen Vorstellungen zur Verfügung gestellt wird, die im inneren Erleben konflikthaft sind und als solche aufgrund der sie begleitenden unlustvollen Affekte nicht bewusst erleben werden »dürfen«.

Der entscheidende Punkt dabei ist, dass der Tagesrest und die Übertragung der Intensität einer anderen Vorstellung auf ihn ein Mittel des Bewusstwerdens darstellen. Zwar ist dies als eine Verschiebung anzusehen, also als eine Form des entstellten Bewusstwerdens, aber dennoch gilt: Etwas kann auf diese Weise ins bewusste Erleben eintreten.

Dieser Grundgedanke, nämlich dass die Übertragung dafür sorgt, dass etwas bewusst werden kann, das ansonsten außerhalb des Bewusstseins bliebe, ist auch für die Konkretisierung des Übertragungsbegriffs im Hinblick auf die therapeutische Beziehung, die Freud wenig später vornimmt, von zentraler Bedeutung. Der Vorgang der Übertragung hat immer auch damit zu tun, etwas bebildern, also erlebbar machen zu können. Nur wenig später entwickelt Freud in Auseinandersetzung mit dem »Fall Dora« das konkret auf die therapeutische Beziehung bezogene Verständnis von Übertragung: Der Therapeut oder die Therapeutin wird so erlebt wie eine Person der Vergangenheit, vermittelt über die verinnerlichten Beziehungsmuster. Zunächst ist Freud skeptisch bezüglich der Nutzbarkeit dessen in der Therapie, erkennt aber bald, dass es sich zwar um ein Hindernis handeln kann (die Behandlung wird komplizierter, weil diese Wiederholungen von Mustern bearbeitet werden müssen), aber eben auch um »das mächtigste Hilfsmittel«, insofern durch die Übertragung etwas erlebbar wird, für das (noch) die Worte fehlen.

Übertragung als Gesamtsituation

Während Freuds Bemerkungen zur Übertragung noch im Wesentlichen darauf bezogen blieben, dass die psychoanalytische Beziehung im Licht vergangener Beziehungen (bzw. deren Internalisierung) erlebt werde, betonten andere Arbeiten recht bald einen eher allgemeinen Charakter von Übertragungsphänomenen. Insbesondere die sogenannte britische Schule der Psychoanalyse, verbunden mit Autorinnen wie Melanie Klein oder Betty Joseph, prägten das Bild der Übertragung als eine »Gesamtsituation« (Klein 1952, S. 437; Joseph 1985). Damit ist gemeint, dass sich Übertragungsaspekte nicht nur dort zeigen, wo ein Patient oder eine Patientin die helfende Person so erlebt wie eine andere Figur des Lebens, sondern in allem, was er oder sie in eine Therapiestunde mitbringt. Das können dann stimmliche oder prosodische Aspekte sein, etwa eine gepresste Stimme, ein häufiges Verhaspeln und vieles mehr.

BEISPIEL

Herr N. ist in ambulanter Psychotherapie, da er an vielerlei sozialen Ängsten leidet. Er fühlt sich von anderen schnell eingeschüchtert und erlebt dann einen immensen Druck, sich anderen erst beweisen zu müssen, damit sie sich überhaupt mit ihm beschäftigen. Er erwartet permanent Kritik durch andere und denkt, dass er es nicht richtig machen könne. Gegenüber seinem Therapeuten benennt er immer wieder, und zwar etwas zu demonstrativ, das besondere Vertrauensverhältnis zu ihm. Mit ihm gehe es Herrn N. nicht so wie mit anderen, er fühle sich nicht bewertet oder kritisiert, dies sei eine große Erleichterung.

Während Herr N. so etwas sagt, scheint allerdings jedes Mal seine Stimme zu zittern und wirkt höher als sonst. Der Therapeut fragt sich, ob sich hier Übertragungsaspekte eher stimmlich-prosodisch zeigen, während Herr N. im gesprochenen Inhalt gerade betonen zu müssen meint, sich gegenüber dem Therapeuten nicht eingeschüchtert zu fühlen.

Die Perspektive der Übertragung als Gesamtsituation kann sich auch daran zeigen, welche Art von Stimmung oder Atmosphäre ein Patient oder eine Patientin im Behandlungszimmer kreiert oder beispielsweise an Bemerkungen wie »In der heutigen Welt sind alle nur noch an ihrem finanziellen Vorteil interessiert«, mit der möglicherweise darauf abgezielt wird, dass auch therapeutische und psychiatrische Hilfen nur noch von Profitinteressen geprägt seien.

Nun ist damit zwar gesagt, dass »alles« als Übertragungsphänomen verstanden werden kann, es wird gerade hier aber auch wichtig, zu betonen, dass es sich bei der Frage nach der Übertragung um eine bestimmte Art der Wahrnehmungseinstellung der Helfenden handelt: Es ist dem einzelnen Phänomen in einer Behandlungsstunde nicht »anzusehen«, ob es sich um eine Übertragung handelt oder nicht, es geht vielmehr darum, es daraufhin zu prüfen, *ob* es sich in bedeutsamer Weise als ein Übertragungsphänomen verstehen lässt oder eher nicht. Etwas Übertragenes ist keine Substanz, sondern liefert die Möglichkeit, eine bestimmte Perspektive einzunehmen und auf diese Weise zu prüfen, in welcher Weise sich Aktuelles im

Licht des Vergangenen betrachten lässt und hier insbesondere im Hinblick auf solche Aspekte, die sich bislang dem bewussten Erleben entzogen haben.

Hinzu kommt, dass Übertragungen unterschiedliche Formen und Bedeutungen haben, in Abhängigkeit von der psychischen Struktur und damit auch in Abhängigkeit vom Störungsbild. Darauf werde ich noch zurückkommen.

Die Gegenübertragung

Bei Übertragungen handelt es sich auch darum, dass sich Beziehungs*erfahrungen* psychisch in Form von Beziehungs*vorstellungen* niederschlagen, die wiederum die Art und Weise färben, wie aktuelle, neue Beziehungserfahrungen gemacht werden. Dies steht im Zusammenhang mit der Annahme, dass unsere innere psychische Welt eben auch aus diesen Beziehungsvorstellungen zusammengesetzt ist.

Das gilt dann selbstverständlich ebenso für psychiatrisch Tätige und überhaupt für alle professionell Helfenden. Auch diese erleben aktuelle Beziehungen, im privaten wie im beruflichen Rahmen, im Licht verinnerlichter Beziehungserfahrungen und damit einhergehender Wünsche, Gefühle und Fantasien.

In historischer Perspektive ist zunächst zu sagen, dass Freud die Gegenübertragung, noch deutlich stärker als die Übertragung, als einen Störfaktor betrachtete, den es zwar anzuerkennen, aber im Wesentlichen auszuschließen gelte (siehe etwa Freud 1910, S. 56 f.). In Anerkennung dessen, dass Übertragungen »regelmäßig auf die Person des Arztes« (Freud 1905, S. 281) vorgenommen würden, habe sich dieser, in Freuds Worten, wie eine Spiegelplatte (Freud 1912, S. 383 f.) zur Verfügung zu stellen, um nichts zurückzugeben als das, was in ihn hineingegeben werde. Der dahinterstehende Gedanke ist: Zur Analyse der Übertragung und damit der inneren konflikthaften

Struktur des Patienten oder der Patientin solle nicht störend wirken, was der Analytiker oder die Analytikerin hineinbringe.

Darin allerdings liegt ein wesentlicher Irrtum bzw. verbirgt sich das Risiko eines Missverständnisses. Helfende, die nach dem Modell der Spiegelplatte vorgehen, beeinflussen den Prozess durchaus, denn eine vollkommene Objektivität kann es gar nicht geben – abgesehen davon, dass in der Vorgabe, eigene Gefühle unter Kontrolle zu behalten bzw. niederzuhalten, eine wichtige Erkenntnisquelle und ein emotionaler Zugang zum Patienten oder zur Patientin verloren gehen.

In der Tat sollten Freuds frühe Bemerkungen zur Gegenübertragung aber im Lichte der Zeitgeschichte gesehen werden: Ihm geht es vor allem darum, dass Analytikerinnen und Analytiker insofern das eigene Gefühlsleben unter Kontrolle behalten sollen, als sie erstens nicht das, was als Übertragung zu gelten hat, als auf ihre eigene Person bezogen missverstehen, sowie zweitens nicht angetrieben durch ihre (zumal unerkannten!) Gefühle und Fantasien (be-)handeln – dann zum Schaden von Patientinnen und Patienten.

Beziehungserfahrungen wirken sich psychisch in Form von Beziehungsvorstellungen aus, die die Art und Weise färben, wie aktuelle, neue Beziehungen erlebt werden. In der Rolle professionell Helfender müssen eigene Beziehungsvorstellungen reflektiert werden.

Das Erfordernis der Selbsterfahrung für die professionelle Beziehungsarbeit

Dass die Forderung nach einem Niederhalten der Gegenübertragung durch Freud erhoben wird, muss in Bezug auf das betrachtet werden, was in heutiger Perspektive als ethisches Fehlverhalten bzw. als Grenzverletzung zu bezeichnen ist. Der bekannteste Fall, der dann auch direkte Auswirkungen auf psychoanalytische Standards zur Selbsterfahrung im Zuge der psychoanalytischen Ausbildung gehabt hat, die in der Folge verpflichtend eingeführt wurden, betrifft Carl Gustav Jungs Umgang mit seiner Patientin Sabina Spielrein.

Jung nahm die junge Spielrein als Patientin an, begann dann jedoch eine romantische und sexuelle Beziehung mit ihr, von der er Freud in einer Reihe von Briefen im Jahr 1909 berichtete. Freud antwortete ihm, dass »[k]leine Laboratoriumsexplosionen […] bei der Natur des Stoffes, mit dem wir arbeiten, nicht zu vermeiden sein« werden (Freud & Jung 1984/1979, S. 114), er selbst sei auch nah an dieser Gefahr gewesen. Ungeachtet dessen, dass diese briefliche Unterhaltung der beiden Männer über einen höchst problematischen Umgang mit einer Patientin einen mehr als faden Nachgeschmack hinterlässt, liefern die Ereignisse einen wichtigen Ausgangspunkt für eine professionelle Umgangsweise mit der Übertragungsarbeit und die Notwendigkeit der Selbsterfahrung.

Wichtig ist der Unterschied zwischen einem schlichten »Niederhalten« der Gegenübertragung (in Freuds Sinn hier: der eigenen Gefühlsregungen, also sowohl als Antwort auf die Übertragung als auch darüber hinaus bezogen auf die Patient*innen) auf der einen und einem professionellen Handeln im Licht des emotionalen Geschehens in der therapeutischen Beziehung auf der anderen Seite. Die Gegenübertragungsgefühle zu spüren und anzuerkennen, kann eine wichtige Grundlage dafür liefern, gerade nicht schädigend zu handeln.

BEISPIEL

Der Therapeut Herr N. arbeitet seit einigen Monaten mit seiner Patientin Frau O., die die Behandlung aufgesucht hat, weil sie oft zu impulsiv handele. Manchmal bringe sie sich in Gefahr, wenn sie »was mit den falschen Typen« anfange – sie werde dann ausgenutzt und sei in einer Beziehung stets massiv entwertet und einmal auch vom Partner geschlagen worden. Sie fühle sich in vielen Bereichen ihres Lebens eigentlich sehr unsicher, beruflich falle es ihr schwer, Fuß zu fassen. Nur, so Frau O., wenn sie sich

»zurechtmache«, erhalte sie positive Rückmeldungen und nur dann habe sie ein gutes Gefühl zu sich selbst.

Der Therapeut hat manchmal den Eindruck, Frau O. versuche, mit ihm zu flirten. In der Tat erlebt er seine Patientin als sehr attraktiv und verführerisch, er ertappt sich bei der Fantasie, dass er, wenn er sie privat getroffen hätte, ihr vorgeschlagen hätte, mal zusammen tanzen zu gehen. Er beobachtet diese Gedanken und Fantasien in sich und bleibt in einer professionellen Haltung des Zuhörens, Verstehens und der Unterstützung der Patientin, um mehr davon zu verstehen, wie sie sich selbst in Beziehungen zu anderen erlebt und wie sie diese Beziehungen gestaltet. Er kann Schritt für Schritt erkennen, dass seine emotionale Antwort auf Frau O. damit zu tun hat, dass seine Patientin (unbewusst) nur Zuwendung durch andere zu bekommen meint, wenn sie ein erotisiertes Beziehungsangebot macht und sich in dieser Weise dem Gegenüber »anbietet«. Das kann nun zum Gegenstand des therapeutischen Arbeitens und als ein Selbstwertthema (statt eines sexuellen im engeren Sinn) erkannt werden.

ABSTINENZGEBOT Im Beispiel ist zumindest auch knapp das Abstinenzgebot zu erwähnen, das in seinen historischen Grundzügen ganz konkret darauf bezogen gewesen ist, dass Therapeuten keine sexuelle Beziehung mit ihren Patientinnen aufnehmen. In heutiger Fassung gilt das natürlich weiterhin, lässt sich aber auf jegliches missbräuchliche Verhalten ausweiten und schließt dann nicht nur einen sexuellen, sondern auch einen narzisstischen oder aggressiven Missbrauch ein.

Das eigene innere Erleben wahrzunehmen, ist für die psychosoziale Arbeit wichtig sowohl für das bessere Verstehen der Patient*innen als auch, um schädigende Einflüsse auf den therapeutischen Prozess zu vermeiden.

Das »Goldene Jahrzehnt« der Gegenübertragung

Sigmund Freuds Bemerkungen lieferten eine erste Grundlage für eine Betrachtung der Gegenübertragung als etwas, das ebenso regelhaft in Behandlungen auftritt wie die Übertragung. Um den Wert einer Gegenübertragungsanalyse anzuerkennen (statt diese »nur« auf den Schutz vor ethischem Fehlverhalten zu beziehen, was nötig genug gewesen ist), brauchte es noch einige Weiterentwicklungen innerhalb der Psychoanalyse.

Man kann von den 1950er-Jahren als dem »Goldenen Jahrzehnt« der Konzeptualisierung der Gegenübertragung sprechen, da in relativ rascher Folge relevante Arbeiten von Paula Heimann (1996/1950), Roger Money-Kyrle (2013/1956) und Heinrich Racker (1988/1959) dazu erschienen. Paula Heimann akzentuierte deutlich den diagnostischen Wert der Analyse der Gegenübertragung, ebenso wie den Umstand, dass die kühle Haltung der analysierenden Person dem therapeutischen Prozess eher hinderlich sein dürfte.

Bei Roger Money-Kyrle findet sich eine Unterscheidung zwischen »normaler Gegenübertragung« und deren Abweichungen. Für ihn ist die normale Form gekennzeichnet von einer Art Oszillationsbewegung, also einer Dynamik des emotionalen Austausches in der therapeutischen Beziehung. Eine Abweichung ist aus seiner Sicht dann gegeben, wenn der Analytiker nicht mehr empfänglich und aufnahmefähig für das ist, was seitens eines Patienten oder einer Patientin in den Kontakt eingebracht wird. Die Gründe dafür sieht er in unbearbeiteten Konflikten aufseiten des Analytikers. Anders gesagt: Der förderliche Einsatz der Gegenübertragung wird erschwert, wenn Helfende auf eigene Grenzen der Selbsterfahrung stoßen, was unten als eine Frage der Reflexion der Eigenübertragung zum Thema werden wird. > Eigenübertragung, Seiten 32, 118, 135, 141

Heinrich Racker schließlich führte die Unterscheidung zwischen einer konkordanten und einer komplementären Identifizierung in der Gegenübertragung ein. Im Wesentlichen ist damit gemeint, dass

Helfende sowohl mit Anteilen der Selbstrepräsentanz des Patienten oder der Patientin identifiziert sein können (also konkordant) als auch mit Anteilen anderer Personen im Sinn von Objektrepräsentanzen (also komplementär).

BEISPIEL

Herr P. berichtet in seiner ambulanten Psychotherapie davon, sich selbst so wenig zuzutrauen. Er denke dann immer, er mache sowieso alles falsch und ihm werde nichts gelingen. Das sei schon immer so gewesen, von seinen Eltern sei er eigentlich immer kritisiert worden, aber das sei ja auch kein Wunder, er sei eben jemand, dem oft Dinge misslingen. Das geht einige Wochen lang in der Behandlung so. Seine Therapeutin hört ihm zu und kommt zunehmend in Gedanken wie: »Was mache ich hier eigentlich? Alles, was ich Herrn P. sage, ist irgendwie blöd, es ist die schlechteste Behandlung, die ich jemals gehabt habe, aber vielleicht waren die anderen Behandlungen auch nicht besser. Habe ich überhaupt schon mal jemandem geholfen?«

Angenommen, dass die Therapeutin ansonsten anders über sich und ihre Arbeit denkt und es sich um ein Spezifikum in der Behandlung mit Herrn P. handelt und ihr Vorgehen im Grunde durchaus angemessen und nützlich ist, kann man die Hypothese formulieren, dass es sich hier um eine konkordante Gegenübertragungsidentifizierung aufseiten der Therapeutin handelt: Sie ist in der Gegenübertragung identifiziert mit Selbstanteilen des Patienten, nämlich den massiven Selbstzweifeln und Selbstvorwürfen.

Man könnte sich aber auch eine andere emotionale Reaktion der Therapeutin vorstellen. Sie könnte, während sie Herrn P. zuhört, etwas denken wie: »Ja, meine Güte, so kann es ja auch nicht klappen. Er geht die ganze Sache von Anfang an falsch an und dann braucht er sich auch nicht zu wundern. Wann kriegt er endlich mal nur eine Sache hin!« Hier könnte dann, wieder vor dem Hintergrund einer ansonsten gelingenden Zuwendung und Empathie durch die Therapeutin, die Vermutung angestellt werden, dass eine komplementäre Gegenübertragungsidentifizierung vorliegt, also eine solche mit Objektanteilen (hier: den übermäßig kritisierenden Elternbildern).

Gegenübertragung und Eigenübertragung

Die Analyse der Gegenübertragung beruht darauf, eigene Anteile erkennen und sie von der Rolle, die einem in der Übertragung zugewiesen wird, ausreichend trennen zu können.

BEISPIEL

Die Therapeutin Frau Q. arbeitet seit einiger Zeit mit ihrer Patientin Frau R., bei der immer wieder Zustände einer inneren Überflutung mit aversiven Gefühlen im Zentrum zu stehen scheinen. Frau R. scheint ihre Affekte dann nicht regulieren zu können, in der Vergangenheit habe sie sich dann manchmal selbst verletzt oder sei dissoziiert, so als sei sie dann vollkommen »weggebeamt« aus der Situation. In einer Stunde, in der Frau R. von ihrem Alltag erzählt und wie sie versuche, sich und ihre Gefühle unter Kontrolle zu behalten, kommt es zu dem Phänomen, dass die Therapeutin in eine bleierne Müdigkeit hineingerät. Sie kann kaum mehr zuhören, ihre Augenlider fühlen sich so schwer an, dass es fast unmöglich scheint, die Augen offen zu halten. Um zu verstehen, was mit ihr passiert, prüft Frau Q., ob sie am heutigen Tag wirklich ausgeschlafen ist, ob sie in vorangegangenen Stunden auch schon so müde war, ob es ihr mit Frau R. immer so geht und ob sie nicht vielleicht müde wird, weil sie unmittelbar vorher in der Mittagspause etwas Schweres gegessen hat.

Frau Q. prüft nun, ob sie mit dieser Art der Müdigkeit auf etwas »antwortet«, das Frau R. ins Gespräch einbringt, zum Beispiel eine massive, auch körperlich spürbare Abwehrreaktion gegenüber dem Erleben der Bezogenheit auf andere und deren Gefühlen, etwa, dass sie mit der Unerträglichkeit der Gefühle konfrontiert ist, die auch die Patientin erlebt, sowie mit der unbewussten Tendenz, das Erleben »abzuschalten«.

Es ist sinnvoll, zwischen Eigenübertragung und Gegenübertragung zu unterscheiden (Storck 2020; Gumz & Storck 2025), auch wenn diese Art der (terminologischen) Unterscheidung nicht immer vorgenommen wird. Vergleichbar ist sie mit der Auffassung Donald W. Winnicotts (1947), der zwischen objektiver und subjektiver Gegenübertragung unterschied; diese Begrifflichkeit hat allerdings den Nachteil, dass auch die »objektive« Gegenübertragung als Antwort auf die Übertragung mitnichten unabhängig von der Person ist. Das heißt, auch psychiatrisch Tätige »antworten« in manchen Fällen nicht nur auf ihre Patient*innen, sondern erleben auch eigene Übertragungsanteile.

Unter Eigenübertragung kann man dann das verstehen, was Helfende mehr oder weniger unabhängig davon fühlen, was der Patient oder die Patientin im konkreten Moment in die Beziehung einbringt. Hier geht es um die eigenen »Filme«, die die professionell Tätigen einbringen – hoffentlich ausreichend gut erkannt.

BEISPIEL

Dem Sozialarbeiter Herrn S. ist in seiner Kindheit oft gesagt worden, er esse zu wenig und er müsse doch »groß und stark« werden. Das hat ihn immer ziemlich geärgert. Wenn er heute mit essgestörten Patient*innen arbeitet, stellt er manchmal fest, dass es ihm schwerer fällt, sich einzufühlen, als bei anderen Patientengruppen. Er denkt dann zwar nicht, dass er früher »kein guter Esser« gewesen sei, aber irgendwas wird in ihm aktiviert, wenn es um die richtige »Portion« geht. Seine erschwerte Einfühlung hat dann nicht so viel damit zu tun, dass seine Patient*innen den Kontakt zu ihm vermeiden, sondern dass etwas, das ihm in ihm selbst im Weg steht, erst überwunden werden muss (Eigenübertragung).

Davon lässt sich, jedenfalls abstrakt, die Gegenübertragung unterscheiden, die konkret etwas damit zu tun hat, welche emotionale Dynamik sich in der Arbeit mit einem Patienten oder einer Patientin und den dort stattfindenden spezifischen Rollenzuweisungen ergibt. Grob lässt sich sagen, dass die Gegenübertragung (im Kontrast zur Eigenübertragung) oft fremdartiger erlebt wird, als man sich in vergleichbaren Situationen ansonsten fühlt.

BEISPIEL

Die Therapeutin Frau T. ist eine lebensfrohe Person, die Spannungen gut tolerieren kann und mit ihren unterschiedlichen Gefühlen gut im Kontakt ist: Wenn etwas Ärgerliches passiert, wird sie ärgerlich; wenn etwas Schmerzliches passiert, kommt sie in Kontakt mit ihrer Trauer; sie kann lieben, sich ekeln und sich ihre Ängste eingestehen. In der Behandlung mit Herrn U., der wegen Gefühlen der Hoffnungslosigkeit kommt und berichtet, oft nicht aufhören können zu weinen, stellt sie fest, dass er sie mit seinen Berichten emotional nicht zu erreichen scheint. Weder ist sie »genervt« noch berührt von seinen Schilderungen, es ist eher so, als würde sie neutral reagieren. So ganz kann sie auch nicht verstehen, was für Herrn U. eigentlich so schlimm ist. Darüber wundert sich Frau T. Vor dem Hintergrund, dass sie sich ansonsten anders erlebt und sich die Reaktion in der Stunde mit Herrn U. fremd anfühlt, kann man der Annahme folgen, dass es sich hier eher um ein Phänomen der Gegenübertragung als um eines der Eigenübertragung handelt.

Im konkreten Fall werden Anteile der Eigenübertragung und der Gegenübertragung zusammentreffen. Entscheidend ist die professionelle Abstraktionsleistung, die eigene emotionale Lage daraufhin zu befragen, was zu ihr beiträgt.

Die Bedeutung der Selbstoffenbarung

Ein gesonderter Bereich im Umgang mit eigenen Gedanken, Gefühlen oder Fantasien aufseiten des Therapeuten oder der Therapeutin betrifft die Frage, wann etwas davon mitgeteilt werden sollte. Dies wird unter den Bezeichnungen »Selbstoffenbarung« bzw. »Selbstenthüllung« diskutiert (Überblick bei Hill u.a. 2019). Grundsätzlich sollten mit einer solchen Selbstoffenbarung eine spezifische behandlungstechnische Idee oder Strategie verbunden sein sowie die weiter erhaltene Selbstreflexion. Anders gesagt: Bei einer Selbstoffenbarung sollte nicht »vergessen« werden, dass auch sie im Rahmen der professionellen Gesprächsführung, Rollenverantwortung und Zielsetzung gegeben wird, und zwar unter Einhaltung des Abstinenzgebots, das heißt, die Selbstoffenbarung darf nicht dem Zweck der Entlastung oder *Vermeidung* aufseiten der professionell tätigen Person dienen. Angesichts dieser Voraussetzungen kann eine Selbstoffenbarung, zum Beispiel der reflektierten Gegenübertragungsgefühle, einen hohen therapeutischen Nutzen haben. > Abstinenz, Seiten 79 f.

BEISPIEL

Herr V. arbeitet seit einigen Monaten mit seinem Patienten Herrn W., der eher neutral davon berichtet, dass kürzlich seine langjährige Partnerschaft zu Ende gegangen sei, weil »so Schritt für Schritt die Gefühle verglüht sind, die wir füreinander hatten«. Er erzählt wenig emotional davon, wie er aus der gemeinsamen Wohnung ausgezogen sei und wie es sich für ihn angefühlt habe, jetzt eine andere zu beziehen, die sich aber kalt und klein anfühle.

Während des Zuhörens wird der Therapeut von einer starken Traurigkeit erfasst; ihm kommen Erinnerungen an eigene Trennungs- oder Verlustsituationen in den Sinn, was ihm dabei hilft, sich in seinen Patienten einzufühlen. Er sagt ihm dann nicht: »Ich habe auch Trennungen hinter mir, zuletzt vor acht Jahren, das war ganz ähnlich wie bei Ihnen, meine Ex-Partnerin hat mir aber immerhin unsere Kaffeemaschine überlassen.« Er sagt stattdessen: »Wenn ich Ihnen so zuhöre, dann werde ich ganz traurig. Und mir fällt auf, dass Sie eher nüchtern wirken, wenn Sie erzählen.« So kann begonnen werden, Herrn W.s Gefühle mithilfe der Selbstenthüllung des Therapeuten zu betrachten.

Hier ist die Unterscheidung wichtig, ob eine Bemerkung des Therapeuten das Persönliche oder aber das Private betrifft. Etwas Persönliches wäre die Mitteilung einer emotionalen Antwort auf das Berichtete, unter Umständen auch eine persönliche Überzeugung oder Einschätzung (dort, wo sie für den Patienten einen Nutzen hat!). Etwas Privates hingegen wäre konkret etwas, was mit dem Therapeuten zu tun hat, aber außerhalb der therapeutischen Beziehung liegt und nicht mehr ist als eine Mitteilung über das Privatleben.

Eigenübertragung und Gegenübertragung sind nicht immer leicht zu unterscheiden. Wichtig ist es, die jeweiligen Anteile zu reflektieren. Dabei gilt: Persönliche, emotionale Reaktionen auf Berichtetes können im therapeutischen Kontakt genutzt werden, Privates jedoch sollte nicht mitgeteilt werden.

Übertragung und Gegenübertragung bei einzelnen Störungsgruppen

Wenn es im Folgenden um »Störungsgruppen« geht, bedarf es einer kurzen Bemerkung über das Verhältnis von Krankheit und Gesundheit, das im vorliegenden Rahmen zugrunde gelegt wird. Heutzutage verweisen Versuche, (psychische) Gesundheit und Krankheit zu definieren, auf ein biopsychosoziales Modell. Dieses kann auch herangezogen werden, um Krankheit zu definieren. »Krankheit« ist allgemein zu verstehen als ein Zustand von Versehrtheit, das heißt von eingeschränkten Möglichkeiten oder Fähigkeiten – sei es in Form eines Beinbruchs oder in Form von Symptomen einer depressiven Erkrankung, die sich auf Stimmungslage, Motivation und anderes auswirkt. Dabei wirken biologische, soziale und psychische Faktoren in unterschiedlicher Weise bei der Entstehung wie auch bei der Ausprägung der Krankheit und ihren Auswirkungen mit – und ebenso bei Versuchen, Krankheiten zu behandeln oder deren Ausprägung zu verringern.

Es kann dann also Krankheit als das Fehlen von Gesundheit verstanden werden statt, wie lange Zeit der Fall, Gesundheit als das Fehlen von Krankheit. Darüber hinaus ist die Perspektive der Prävention von hoher Bedeutung, das heißt auch die Frage, wie jemand gesund bleibt – oder »weniger« krank (siehe dazu etwa Taubner & Aguilar-Raab 2022).

Zwar können wir angesichts der Allgemeinheit des Vorkommens von Übertragungsphänomenen und -prozessen auch annehmen, dass Übertragung und Gegenübertragung eine Rolle in jeder psychotherapeutischen Behandlung spielen und angesichts des besonderen Settings dort auch in besonderer Weise vertieft werden können, aber dies erfolgt in unterschiedlicher Form und Weise. Freud (1914, S. 134 f.) hat von einer »Übertragungsneurose« gesprochen und damit gemeint, dass die Symptome einer psychischen (vor allem, aber darauf nicht beschränkt: neurotischen) Störung auf die Beziehung zum Therapeuten oder zur Therapeutin zentriert werden, also beispielsweise ambivalente Gefühle oder ein von diesen nicht eingestandener Teil.

Allerdings bedeutet es nun etwas anderes, welcher Art diese Symptome sind, sodass zwischen verschiedenen Formen der Übertragung (und Gegenübertragung) bei unterschiedlichen psychischen Störungen unterschieden werden kann (genauer in Storck 2025a).

Konfliktbedingte Störungen

Da heute meistens nicht mehr von »neurotischen Störungen« im nosologisch-klassifikatorischen Sinn gesprochen wird, sind die Symptome »konfliktbedingte« Störungen. Damit ist, grob gesagt, eine Symptomentstehung gemeint, die aus innerpsychischen Konflikten, aus Wunsch und Verbot bzw. aus konfligierenden Wünschen besteht, die im Symptom einen Ausdruck finden. Es handelt sich dabei um unbewusste Konflikte, die zum Beispiel darin bestehen können, dass dieselbe Vorstellung mit angenehmen Gefühlen, aber auch mit unangenehmen verbunden ist. Der einfachste Fall dafür ist gegeben, wenn jemandem die eigenen Wünsche peinlich sind. Wenn also von konfliktbedingten Störungen gesprochen wird, dann ist damit keine absolut trennscharfe nosologische Einheit gemeint, sondern ein (unter Umständen vorherrschender) Anteil in der Störungsgenese, etwa dass jemand nur dysfunktionale, also symptomatische »Lösungen« für psychische Konflikte findet.

Die Übertragung gestaltet sich dabei in der Regel »ganzheitlich«, das bedeutet, dass in relativ klar abgegrenzter Form Gefühle und Fantasien, die mit einer früheren Beziehung (prinzipiell aber auch einer aktuellen) zu tun haben, in der therapeutischen Beziehung wiedererlebt werden bzw. das Erleben unbewusst färben. Mit »ganzheitlich« soll hier gemeint sein, dass mehr oder weniger deutlich zu erkennen ist, welche verinnerlichte Objektbeziehung in der Übertragung wieder auftaucht und in welcher Weise die korrespondierende Gegenübertragung verstanden werden kann.

BEISPIEL

> Frau W. ist in einer tagesklinischen Behandlung, weil sie an verschiedenen Ängsten leidet; sie meint, sich immer auf das Schlimmste einstellen zu müssen, und hat gleichzeitig wenig Vertrauen in ihre eigenen Bewältigungsmöglichkeiten. Aus ihrer Biografie berichtet sie von einer übervorsichtigen Mutter, die sie noch im Alter von 14 Jahren nicht allein mit dem Fahrrad zum Sportverein habe fahren lassen, sondern sie im Auto hingebracht habe. Nach einigen Wochen der Behandlung sagt Frau W. telefonisch eine Stunde ab mit den Worten: »Sie wissen ja, dass morgen der öffentliche Nahverkehr bestreikt wird, ich weiß ja gar nicht, wie ich dann zu Ihnen kommen soll.«
>
> Die Bezugspflegerin bemerkt an sich kurz die innerliche Reaktion: »Ja, stimmt, wer weiß, was alles passieren kann, wenn die Patientin mit dem Fahrrad kommt, auf den Straßen ist ja immer so viel los.« Danach erkennt sie die Ebene, auf der Frau W. sie in eine unbewusste Einigung hineinzieht, nämlich dass Schwierigkeiten unbewältigbar oder sogar gefährlich sind – was vor dem Hintergrund einer Mutter-Übertragung verstanden werden kann.

Die Übertragung bei konfliktbedingten Störungen ist (relativ) stabil, das heißt, es gibt wenig Wechsel der aktivierten Erlebnismuster, keine raschen Wechsel der erlebten Affekte und sie ist (relativ) klar umgrenzt und als Resultat früherer Beziehungen erkennbar. Für die Arbeit mit Patient*innen, die an konfliktbedingten Störungen (etwa einer Depression bei höherstrukturierten Patient*innen oder einer spezifischen Phobie) leiden, ist es daher empfehlenswert, das vorrangige, stabile Übertragungsmuster in den Fokus der Arbeit zu rücken.

Bei konfliktbedingten Störungen lassen sich oft sehr stabile Übertragungsmuster finden mit robusten verinnerlichten Objektrepräsentanzen, auf die in der therapeutischen Arbeit fokussiert werden sollte.

Persönlichkeitsstörungen – strukturelle Störungen

Nach konzeptuellen Vorläufern wie der Konzeption einer »Charakterneurose« oder parallel, so die Vorstellung von Otto F. Kernberg, unterschiedlicher Niveaus der Persönlichkeitsorganisation wird aus psychodynamischer Sicht das Konzept der psychischen Struktur beschrieben. Mit »Struktur« ist in diesem Zusammenhang die Verfügbarkeit über psychische Funktionen in der Beziehung des Selbst zu seinen »Objekten« (also den psychischen Repräsentanzen anderer Personen) gemeint. In einer operationalisierten Form findet sich das in der Struktur-Achse der Operationalisierten Psychodynamischen Diagnostik wieder. Auch das alternative Modell zur Diagnostik von Persönlichkeitsstörungen im DSM-5 greift unter der Bezeichnung »personality functioning« (Persönlichkeitsfunktion) den Gedanken auf, dass sich psychische Gesundheit oder Krankheit (oder gar eine »Störung« der Persönlichkeit) darüber bestimmen lässt, ob es jemandem möglich ist, psychische Vermögen zur Integration, Differenzierung oder Regulierung einzusetzen, wenn diese gefordert sind.

Hinsichtlich der Objektrepräsentanzen wird seitens der Psychoanalyse davon ausgegangen, dass fragmentierte, von Spaltungsprozessen und -zuständen betroffene innere Bilder vom Selbst und vom Anderen vorherrschen (siehe bei Clarkin u. a. 2001). Man nimmt an, dass aufgrund von Belastungen in der (frühen) kindlichen Entwicklung der

Weg in die Integration unterschiedlicher Formen der Interaktion und deren Verinnerlichung mit den frühen Bezugspersonen nicht genommen werden konnte. Konkret kann das heißen, dass jemand die positiven Gefühle und Vorstellungen, die mit einer anderen Person verbunden sind, nicht gut mit den negativen Gefühlen und Vorstellungen, die mit derselben Person verbunden sind, »zusammenbringen« kann.

BEISPIEL

> Herr Y. lebt seit zwei Jahren mit seiner Partnerin zusammen. In vielen Momenten empfindet er starke Liebesgefühle ihr gegenüber, dann ist sie für ihn der »perfekte Mensch«, sodass er oft überschwänglich impulsiv handelt, indem er ihr teure Geschenke macht. Allerdings wandelt sich das Bild bereits bei kleinsten Spannungen. Als seine Partnerin ihm kürzlich sagte, dass sie sich abends lieber mit einer Freundin treffen wolle und daher den geplanten Filmabend daheim mit ihm verschieben wolle, kam in Herrn Y. intensive Wut auf. Er schrie sie an und beleidigte sie. In solchen Momenten erlebt er sie als vollkommen negative Figur, mit der ihn nichts verbindet und die er entwertet und »am besten zum Mond schießen« möchte. Es kommt hinzu, dass ihm dann die ansonsten vorhandenen Liebesgefühle nicht mehr zugänglich sind. Es ist so, als wäre die Partnerin eine ganz andere Person.

Otto F. Kernberg (1996/1975) hat davon gesprochen, dass hier abgespaltene Ich-Zustände vorherrschen bzw. eine Identitätsdiffusion vorliegt. Damit korrespondieren rasch wechselnde Übertragungsphänomene: In rapider Abfolge wird beispielsweise der Therapeut oder die Therapeutin idealisiert und entwertet bzw. richten sich überschwängliche positive oder sehnsuchtsvolle, dann aber wieder (und manchmal sehr plötzlich) negative, aggressive Gefühle auf ihn oder sie. Das wird damit erklärt, dass die Verinnerlichung von Beziehungserfahrungen auf eine Art und Weise geschieht, bei der Teile der Selbstrepräsentanz »wie automatisch« mit Teilen der Objektrepräsentanz verknüpft sind, ohne Möglichkeiten der Abwägung oder der Integration der Selbst- und Objektrepräsentanz zu einem »schlüssigen« Ganzen. Im Rahmen der Übertragungsfokussierten Psychotherapie wird hier von Selbst-Objekt-Dyaden gesprochen, im Kontrast zu jeweils ganzen, integrierten Vorstellungen (Repräsentanzen) der eigenen Person und anderer.

BEISPIEL

> Frau Z. hat in ihrer frühen psychischen Entwicklung wenig vertrauensvolle Erfahrungen gemacht. Oft wurden ihre körperlichen Grenzen überschritten, sie ist vom Vater geschlagen worden, die Mutter hat alles bestimmen wollen und Frau Z. oft gesagt, dass sie sich damit abfinden solle, im Leben nichts zu erreichen. In ihrer Psychotherapie stellt sich heraus, dass Frau Z. immer dann, wenn sie eigene Bedürfnisse spürt, die sie anderen gegenüber hat, eine starke Schutzreaktion einnimmt (sie wird dann besonders burschikos und abweisend u. Ä.), weil sie, ohne es zu merken, erwartet, dass ihre Bedürfnisse vom Gegenüber mit Demütigung beantwortet werden.

Verbunden sind Teil-Selbst- und Teil-Objekt-Repräsentanz durch einen (intensiven) Affekt, was die Intensität und Fragilität der Übertragungsphänomene und -prozesse in der Arbeit mit Patientinnen und Patienten mit einer Persönlichkeitsstörung verständlich macht. Jemand erlebt dann nicht ein differenziertes Bild von sich selbst, sondern punktuell nur einen Teil dessen, was das Selbst ausmacht, zum Beispiel eigene Schutzlosigkeit. Dieser Selbstanteil ist nicht mit anderen Selbstanteilen (wie dem Vermögen, Schwierigkeiten zu bewältigen) verbunden, sondern wie automatisch mit einem Teil der Vorstellungen zu anderen Personen, beispielsweise dass diese einen demütigen werden. Verbunden sind also dann »Ich bin schutzlos« und »Mein Gegenüber wird mich demütigen«. Verbunden sind beide Vorstellungen durch den Affekt der Angst oder Scham.

Diese Prozesse sind für Patientinnen und Patienten mit der Diagnose einer emotional-instabilen, dissozialen oder narzisstischen Persönlichkeitsstörung beschrieben worden; für Formen einer anderen Persönlichkeitsstörung gibt es weniger gut beschriebene Modelle, allerdings kann auch hier davon ausgegangen werden, dass es zu weniger klar umrissenen und stabilen Übertragungsprozessen kommt als bei den konfliktbedingten Störungen. Und anders als bei diesen werden Übertragungsprozesse bei Persönlichkeitsstörungen in der Regel therapeutisch nicht explizit intensiviert oder vertieft, sie treten bereits »von sich« in hoher Intensität auf. Für die Arbeit mit Menschen, die an einer Persönlichkeitsstörung leiden, ist es daher empfehlenswert, die Wechsel darin zu beachten, wie jemand sich selbst und in Relation dazu sein Gegenüber momentan erlebt. Auch ist es wichtig, darauf zu achten, welcher Affekt dabei leitend ist und wie dies zu einem Wechsel des jeweils erlebten Beziehungsmodus führt.

Bei Persönlichkeitsstörungen sollte beobachtet werden, wie und wann sich Wechsel in der Beziehung zur helfenden Person vollziehen. Gerade für plötzliche Wechsel sollten die Auslöser gesucht werden.

Psychotische Störungen

Zwar werden psychotische Störungen in der Regel nicht gesondert als »strukturelle Störungen« ausgewiesen (mit dem Ausdruck werden meist Persönlichkeitsstörungen bezeichnet), aber auch bei dieser Störungskategorie handelt es sich um Probleme der psychischen Struktur bzw. der strukturellen Integration. Auch bei den psychotischen Störungen vermittelt sich etwas von der Symptomatik in die therapeutische Beziehung.

BEISPIEL

Herr A. ist mit der Diagnose einer Schizophrenie in stationärer psychiatrischer Behandlung. Er leidet unter anderem an der Vorstellung, dass andere Menschen seine Gedanken hören können und dies dann nutzen würden, um Informationen über ihn an Geheimdienste weiterzugeben, um ihn zu verfolgen und irgendwann zu töten. Neben der indizierten medikamentösen Behandlung zeigt sich im psychotherapeutischen Gespräch, dass der Therapeut als »einer von ihnen« erlebt wird und Herr A. sich anfangs sehr verschließt und auch nicht mit dem Therapeuten allein sprechen will. Wenn dieser sich Notizen macht, reagiert Herr A. feindselig und möchte »die Unterlagen ausgehändigt« bekommen. Auf der Ebene der Gegenübertragung erlebt der Therapeut diffuse Ängste, dass Herr A. in seinem Zimmer die Schränke durchwühlen und persönliche Dinge entwenden könnte. Es zeigt sich, wie die Symptomatik Einzug in die therapeutische Beziehung hält (instabile Ich-Grenzen, Ängste, paranoide Fantasien) und wie auch der Therapeut in der Gegenübertragung davon erfasst wird.

Die Frage, ob die Zentrierung der psychotischen Symptome auf die therapeutische Beziehung – im Sinne einer der Übertragungsneurose im behandlungstechnischen Sinn analogen Übertragungspsychose – gefördert werden sollte, ist von psychoanalytischer Seite unterschiedlich bewertet worden (siehe Storck & Stegemann 2021). In der Tat erscheint es als fraglich oder gar problematisch, das Ausbilden paranoiden Erlebens, das sich auf die Person des Therapeuten oder der Therapeutin richtet, zu intensivieren, steht dadurch doch das therapeutische Arbeitsbündnis unter Umständen grundsätzlich infrage.

AUFKOMMENDE ÄNGSTE Gleichwohl kann es in manchen Fällen nicht vermieden werden, dass entsprechende Ängste entstehen, allerdings sollten sie auf keinen Fall gefördert werden. Anders ist es zu bewerten, dass auch etwas von der Ich-Struktur (Schwierigkeiten der Grenze zwischen Selbst und Nicht-Selbst, Kohärenz der eigenen Identitätserlebens) Einzug in die therapeutische Beziehung halten sollte, um dort verstanden und verändert werden zu können. Unter Umständen kann es sinnvoll und nützlich sein, dass der Therapeut oder die Therapeutin »am eigenen Leib« etwas vom fragilen Erleben im Verhältnis des Selbst zur Umwelt zu spüren bekommt. Es ist im Sinne einer Übertragungspsychose daher weniger nützlich, wenn paranoide Ängste auftreten, als dass etwas am Beziehungserleben zwischen Selbst und Nicht-Selbst, in deren Inkohärenz bzw. Unabgegrenztheit, in Szene gesetzt wird.

Im Beispiel des oben erwähnten Herrn A. ist es daher nützlich, dass der Therapeut die Übertragungsprozesse nicht fördert oder vertieft, sondern den Patienten in einer direkten interpersonellen Umgangsweise darin unterstützt, zwischen Selbst und Anderem, früheren und aktuellen Beziehungen zu differenzieren – statt in den Interventionen darauf abzuzielen, dass etwas gleich ist oder »wie damals«. Im Vordergrund steht die Entwicklung der Möglichkeiten des Patienten, sich abgegrenzt, aber bezogen zu erleben.

Im Manual zur psychodynamischen Behandlung von Menschen mit Schizophrenie-Erkrankungen formulieren Günter Lempa und Kolleginnen (2017) einen ähnlichen Gedanken, nämlich das Verhältnis einer gelebten und einer verstandenen Interpersonalität. Die gelebte Interpersonalität kann darin bestehen, den Weg von einem fragilen Erleben des eigenen Bezogenseins aus zu gehen, für das unter Umständen erst das Spüren der unsicheren Grenzen zwischen Selbst und Anderem erkannt werden muss. Es kann also die Empfehlung für die Arbeit mit psychotisch erkrankten Menschen gegeben werden, Übertragungsprozesse im Blick zu behalten, aber gegenüber einer konkreten Gestaltung von Wechselseitigkeit und Beziehungsaufbau eher zu begrenzen. Typische Gegenübertragungsreaktionen können Verwirrung oder diffuse Angstzustände sein.

Bei psychotisch erkrankten Menschen sollten Übertragungsprozesse im Blick behalten werden; sie sind zugunsten einer konkreten Gestaltung von Wechselseitigkeit und Beziehungsaufbau eher zu begrenzen, um möglichst wenig Ängste auszulösen.

Psychosomatische Störungen

»Psychosomatische Störungen« ist ein denkbar weiter Oberbegriff, der eine Vielzahl von Störungen in unterschiedlichen Schweregraden umfasst. Im vorliegenden Zusammenhang ist wesentlich, darauf zu blicken, wann in entscheidender oder chronifizierter Weise psychogene Faktoren bei der Entstehung und Aufrechterhaltung von Körperbeschwerden wirksam sind.

Auch im Hinblick auf psychosomatische Störungen ist der Begriff der Übertragungspsychosomatose beschrieben worden (analog zum Begriff einer Übertragungsneurose; Überblick bei Storck 2016). Eine solche Zentrierung der psychosomatischen Symptome auf die therapeutische Beziehung kann sich einerseits zeigen, indem sich konkret körperliche Phänomene auch beim Therapeuten oder bei der Therapeutin zeigen, etwa das Gefühl einer Lähmung oder Anspannung. Andererseits kann eher der Modus des Erlebens von Beziehungen oder Kontakten in die therapeutische Begegnung hineinwirken, das heißt konkret das Ringen um eine gelingende Abgrenzung und/oder eine Kontaktaufnahme, in der es nur »Gleichheit« geben zu dürfen scheint und Unterschiedenheit oder Trennung vermeintlich ein In-Beziehung-Treten verhindert.

BEISPIEL

Frau B. kommt regelmäßig in eine psychiatrische Ambulanz, weil sie seit vielen Jahren an wechselnden körperbezogenen Schmerzen leidet, für die sich keine organische Ursache hat finden lassen.

> Sie fühlt sich mittlerweile auch sehr erschöpft. Infolgedessen zieht sie sich sozial sehr zurück und »fordert« indirekt Versorgung und Schonung durch andere, vor allem durch ihren Ehemann ein. In den therapeutischen Gesprächen zeigt sich, dass sich Frau B. sehr häufig dem anzuschließen scheint, was ihre Therapeutin ihr als möglichen Verstehenszugang anbietet. Wenn es mal vorkommt, dass Frau B. etwas sagt und ihre Therapeutin dazu eine andere Perspektive einnimmt, korrigiert sich Frau B. schnell, sodass es zwischen beiden schnell wieder »gleich« ist.
> Es kann besprochen werden, dass es sich für Frau B. so anfühlt, als würde man nur zusammenarbeiten oder einander nah sein können, wenn man immer »auf derselben Welle schwimmt«. Die Therapeutin erkennt darin einen charakteristischen Beziehungsmodus ihrer Patientin: Diese scheint unbewusst Beziehungen nur dann für möglich zu halten, wenn beide darin einander ähnlich sind, ohne Trennendes oder Unterschiedlichkeit.

Bei psychosomatischen und somatoformen Störungsbildern können leibliche Gegenübertragungen eine Rolle spielen, vor allem das leibliche Spüren aufseiten der helfenden Person dessen, was in die Übertragung hineingebracht wird (Storck 2022b). Diese Phänomene bleiben allerdings nicht auf Behandlungen beschränkt, in denen die Symptomatik »psychosomatisch« im engeren Sinn ist. Mit leiblicher Gegenübertragung ist gemeint, dass sich auf die eigene Körperlichkeit bezogenes Erleben aufseiten der helfenden Person zeigt, also zum Beispiel ein Lähmungsgefühl, ein Muskelzucken oder Ähnliches. Um dies als Gegenübertragung zu bezeichnen, bedarf es natürlich einer Einschätzung, dass es sich dabei nicht um etwas handelt, das unabhängig von einem Patienten oder einer Patientin auftaucht. Verstanden wird die leibliche Gegenübertragung als eine Variante der Einfühlung in etwas, für das noch die Worte fehlen und das mit dem eigenen Körpererleben von Patient*innen zu tun hat.

Insgesamt kann für die Arbeit mit psychosomatisch erkrankten Patient*innen gesagt werden, dass der oft relevante Beziehungsmodus zu beachten ist, in dem ein Patient oder eine Patientin Beziehungen als etwas erleben muss, in dem Gleichheit herrschen muss, damit sie bestehen kann. Hinsichtlich der Gegenübertragung wird oft ein Gelangweiltsein beschrieben, das aus der reduzierten Affektivität aufseiten von Patient*innen entstehen kann.

Leibliche Reaktionen im therapeutischen Kontakt fallen oft, aber nicht ausschließlich während der Arbeit mit somatoform erkrankten Personen auf. Dies kann sich zeigen als (lähmende) Reaktion auf fehlende Emotionalität oder auch als Erleben von träger Langeweile.

Behandlungstechnische Aspekte in der Psychotherapie

Das Entstehenlassen und Fördern von Übertragungsprozessen in ambulanten wie stationären Psychotherapien ist kein Selbstzweck, das heißt, dass die bloße Wiederholung inszenierter Beziehungsmuster in der Therapie noch nicht ausreicht für eine stabile Verbesserung. Aber sie liefert die Möglichkeit des Verstehens und Veränderns der Muster – insbesondere in ihren unbewussten Aspekten.

SZENISCHES VERSTEHEN Im Hinblick auf das Verstehen dessen, was sich in der therapeutischen Beziehung aktualisiert, ist beschrieben worden, wie das »szenische Verstehen« entwickelt werden kann (Argelander 1967; Lorenzer 1970). Damit ist im Wesentlichen gemeint, dass das, was zwischen Therapeut*in und Patient*in in Szene gesetzt wird, als eine besondere unter verschiedenen weiteren besonderen Szenen verstanden wird. Dabei wird davon ausgegangen, dass sich die Szene zwischen Therapeut*in und Patient*in im Fall einer psychischen Erkrankung und einer entsprechenden Einengung des Denkens in und über Beziehungen als etwas zeigt, das auch in anderen Szenen eine entscheidende Rolle spielt und deshalb zu betrachten ist (siehe auch Storck 2025b).

BEISPIEL

Frau C. sucht nach einem Platz für eine Psychotherapie. Anlass dafür sind Symptome einer depressiven Störung, die aufgetreten sind, als Frau C. ihrem starken Leistungsmotiv im Beruf nicht mehr wie bisher gerecht werden konnte und gemerkt hat, wie anstrengend es für sie ist, alles allein machen zu müssen. Schon kurz nach Beginn der Behandlung äußert Frau C.: »Manchmal denke ich, Sie hören mir gar nicht zu, dort in Ihrem dicken Sessel. Sie sind bestimmt mit Ihrem eigenen Zeug beschäftigt.«

> Was sich hier zeigt, ist die Szene einer Patientin, die alles allein machen zu müssen meint und sich stets unbeachtet fühlt. Prompt kommt der Therapeut in eine Position, sich so zu fühlen, als wäre er nur auf sich selbst bezogen. Er wird unsicher, ob er der Patientin tatsächlich nicht gerecht wird.

Das, was die konkrete, besondere Szene als das entstehen lässt, was sie ist, und was anderen besonderen Szenen auch unterliegt, kann mit Alfred Lorenzer (1970) als »Situation« oder »situative Struktur« verstanden werden. Anders formuliert: Szenen sind einander strukturgleich, ihnen unterliegt dieselbe Situation. Das heißt auch: Über das Verstehen der Szene, die sich im Behandlungszimmer aktualisiert, kann etwas Allgemeines verstanden werden, nämlich die Situation, und damit auch diejenigen anderen Szenen, von denen ein Patient oder eine Patientin berichtet, die aber noch unverstanden geblieben sind (sich aber dennoch als wirksam erweisen). So wird es möglich, eine Struktur, ein Muster oder auch ein Schema zu erkennen, das für den therapeutischen Prozess genutzt werden kann.

Bei der oben beschriebenen Patientin Frau C. zeigten sich die älteren biografischen Szenen, etwa mit der Mutter, die selbst noch dort, wo sie ihre Tochter zu fördern meinte, eigentlich damit beschäftigt war, die Tochter als ihren »persönlichen Erfolg« präsentieren zu können. Frau C. berichtete dazu eine Erinnerung von einem Sportwettkampf während ihrer Kindheit. Wenn erkannt wird, was zwischen dieser und der oben beschriebenen Szene (nicht zuhörender Therapeut, der »mit dem eigenen Zeug« beschäftigt ist) das Gemeinsame ist, welche Kontextbedingungen beide Szenen strukturieren (etwa: ein nur auf sich bezogener Elternteil, von dem man sich Zuwendung wünscht), dann wird eben durch szenisches Verstehen die Situation erkannt und kann verstanden werden. Jetzt werden Veränderungsprozesse möglich, die nachhaltiger sind und wodurch zukünftiges Verhalten flexibler und funktionaler werden kann.

Auf diese Weise können Verstehenshypothesen gebildet werden. Was zur stabilen Veränderung führt, lässt sich aber auf der Ebene der Behandlungstechnik noch weiter beschreiben.

Arbeit an der Übertragung oder Arbeit in der Übertragung?

Jürgen Körner (2014) unterscheidet zwei Formen der Intervention im Hinblick auf die Übertragung: die Arbeit *an* der Übertragung und die Arbeit *in* der Übertragung.

Mit der Arbeit *an der Übertragung* ist eine frühe, kommentierende, erläuternde Herangehensweise an das gemeint, was sich in der Beziehung zeigt. Das bedeutet, dass der Schritt, gemeinsam darauf zu blicken, was es ist, was sich wiederholt und was es bedeutet, früher im Prozess erfolgt.

BEISPIEL

Herr D. berichtet in seiner tiefenpsychologisch fundierten Psychotherapie davon, dass er sich manchmal frage, ob seine Therapeutin es eigentlich falsch finde, dass er sich für einen Arbeitsplatzwechsel entschieden habe. Die Arbeit an der Übertragung sieht nun so aus, dass die Therapeutin es daraufhin direkt zum Thema macht, was es heißen würde, wenn sie seine Entscheidungen bewerte und womöglich negativ kritisiere. Auf diese Weise wird an einem leitenden Muster gearbeitet, dass Herr D. andere Menschen oft in einer kritischen, gar »besserwisserischen« Position erlebt (oder ihnen eine solche zuschreibt) und sich dann in seinen Entscheidungen und damit verbundenen Unsicherheiten nicht begleitet fühlt. Ebenso zeigt sich, dass Herr D. zur Reduzierung von Zweifeln und seiner Selbstunsicherheit oft Meinungen anderer Personen braucht.

Ähnliches meint Jürgen Hardts (2013) Formulierung einer zentrifugalen Interventions- bzw. Deutungstechnik. Sie bezieht sich darauf, dass das, was sich in der Behandlung zeigt, zum Ausgangspunkt eines ausgeweiteten Blicks genommen wird. Zentrifugal kann das genannt werden, weil »nach außen« geblickt wird im Sinne einer Fliehkraft weg vom Zentrum der therapeutischen Beziehung als Ausgangspunkt.

INTERVENTIONEN Im eben erwähnten Beispiel von Herrn D. könnte eine zentrifugale Intervention zum Beispiel lauten: »Sie sagen, dass Sie sich fragen, ob ich Ihre Entscheidung negativ bewerte. Wo in Ihrem Leben begegnet Ihnen so etwas denn noch?«

Die Arbeit *in der Übertragung* hingegen besteht darin, Übertragungsprozesse sich weiter fortentwickeln zu lassen. Nachdem sich eine bestimmte Art, den Therapeuten oder die Therapeutin zu erleben, gezeigt hat, wird weiter exploriert, was sich im Anschluss an dieses Erleben einstellt. Es erfolgt also keine (frühzeitige) Kennzeichnung oder »Draufsicht« auf das Übertragungsgeschehen, sondern ein Sich-Hineinbegeben.

BEISPIEL

Frau E. ist in analytischer Psychotherapie, weil sie an einer Dysthymie leidet; sie sei »schon immer ein schwermütiger Mensch« gewesen, konfliktscheu und gebe sich selbst oft die Schuld, wenn etwas nicht klappe. Latent wird aber auch einiges an Enttäuschung und Wut anderen gegenüber deutlich, die sich Frau E. aber nicht zu äußern zu trauen scheint.

In einer Stunde berichtet sie dann davon, sich »von der ganzen Welt alleingelassen« zu fühlen. Mit großer Zögerlichkeit erwähnt sie, dass sie sich auch in der Therapie – »Nichts gegen Sie, Sie sind ansonsten bestimmt eine tolle Therapeutin« – so fühle, dass die Therapeutin sich nicht um sie kümmere. Gemäß einer Arbeit in der Übertragung antwortet die Therapeutin hier nicht erläuternd oder in einer Draufsicht, sondern regt Frau E. dazu an, dem weiter nachzugehen. Auf diese Weise kann die Übertragungsfigur vertieft werden und die Patientin intensiver mit ihrem Gefühl und dessen Verarbeitung in Kontakt kommen.

Auch für diese Vorgehensweise liefert Jürgen Hardt (2013) eine vergleichbare Formulierung, hier die einer zentripetalen Interventions- bzw. Deutungstechnik. Damit ist gemeint, dass das, was in der Behandlungsstunde thematisiert wird, auf seine Bedeutung für die therapeutische Beziehung befragt wird. Es wird also etwas »hineingeholt« in die therapeutische Beziehung.

Im gerade angeführten Beispiel von Frau E. könnte eine zentripetale Deutung an der Stelle gegeben werden, an der die Patientin zunächst »nur« darüber spricht, dass sie sich von der ganzen Welt alleingelassen fühle, etwa in dieser Art: »Damit sagen Sie vielleicht ja auch etwas darüber, wie Sie mich erleben.«

Die Rolle von Behandlungswiderständen

Sigmund Freud hatte das Vorkommen von Übertragungsphänomenen zunächst als ein Hindernis verstanden. Er sah sie als Ausdruck eines Behandlungswiderstands an, das heißt, dass ein Patient an die Therapeutin andere Wünsche als die nach einer Heilung richtet bzw. der Veränderung und der sie ermöglichenden Beziehung ausweicht, indem etwa Verliebtheitsgefühle oder entsprechende Wünsche aufkommen. Zwar ging er davon aus, dass diese Prozesse regelhaft auftreten, benennt aber auch die Verkomplizierung der Arbeit dadurch.

Zwar gibt es zugleich auch die Ebene, auf der die Übertragung als mächtigstes Hilfsmittel bezeichnet wird, die Ebene der Widerstände bleibt allerdings relevant. Unter »Widerständen« versteht man das Auftreten von Abwehrmechanismen in der Behandlung (Überblick bei Storck 2021). Vor dem Hintergrund dessen, dass (die meisten) Symptome psychischer Erkrankungen als (dysfunktionale)

Bewältigungsversuche angesehen werden können, ist zu sagen, dass der erfolgreich voranschreitende therapeutische Prozess auf einer Ebene (auf einer anderen wird er natürlich angestrebt) eine Bedrohung darstellt, denn bisherige Lösungen müssen aufgegeben werden. Das mobilisiert eben jene Abwehrversuche, also Widerstände. Diese können sich unterschiedlich äußern, sind aber im Wesentlichen auf die Veränderung als solche gerichtet und besonders prominent auf die therapeutische Beziehung als Mittel dieser Veränderung. Dann spricht man von Übertragungswiderständen, die sich wiederum unterteilen lassen in:

- Widerstände gegen die Übertragung,
- Widerstände in Form der Übertragung und
- Widerstände gegen das Auflösen der Übertragung (zum Ende der Behandlung; Storck 2021).

ÄNGSTE Daran zeigt sich, dass Veränderung eben nicht allein eine Frage der angeleiteten Informiertheit über die eigene Innenwelt oder über ein psychosoziales Geschehen ist, sondern dass auch damit verbundene Ängste in den Blick genommen werden müssen. Jemand kann sich erst dann verändern (das heißt seine Widerstände gegen den Verzicht auf die bisherigen Lösungsversuche aufgeben), wenn Konflikte und Ängste erkennbar gemacht und durchgearbeitet werden können. Mit dem Durcharbeiten von Konflikten und Ängsten ist hier gemeint, dass auf der Grundlage der Einsichtsförderung und der therapeutischen Beziehung (damit auch der Übertragung) neue Wege der Bewältigung gefunden werden können.

BEISPIEL

Herr F. ist in seiner Psychotherapie immer wieder mit der Frage beschäftigt, warum er sich zwar einerseits Nähe zu anderen Menschen wünscht, sich andererseits aber immer wieder zurückzieht, weil es ihm »zu viel« wird. Seine Therapeutin hat mit ihm daran gearbeitet, dass ihm diese Ambivalenz bewusst werden kann. Dazu hat sie in ihre Deutungen die in der Behandlung manchmal zutage tretende Dynamik einbezogen, dass Herr F. sich nach besonders emotionalen Stunden in der jeweils darauffolgenden besonders distanziert zeigt. Der Prozess einer auch emotional getragenen Einsicht in das konflikthafte Erleben von Nähe zu anderen zieht sich über eine längere Phase der Therapie hinweg und hängt nicht an einzelnen Deutungen. Das Durcharbeiten bedeutet, dass Herr F. wiederkehrende Muster von unterschiedlichen Seiten betrachten und auch erspüren kann – erst das ermöglicht es ihm, mit Nähe und Distanz anders als bisher umgehen und beide Anteile besser ausbalancieren zu können.

DEUTUNGEN In der ambulanten wie stationären Behandlung wird das Durcharbeiten auch mittels der Deutung vollzogen. In einem zeitgenössischen Verständnis geht es bei einer Deutung nicht darum, einem Patienten oder einer Patientin schlicht mitzuteilen, was die Therapeutin oder der Therapeut verstanden zu haben meint, etwa mit dem Ziel einer Einsichtsförderung, sondern es geht vielmehr darum, in Form einer »ungesättigten« (Will 2016) und/oder mehr auf psychische Verarbeitungsprozesse statt auf Inhalte des Denkens bezogenen Deutung (Plassmann 2016) einen Einsichtsprozess aufseiten des Patienten oder der Patientin hervorzurufen. Die Deutung erhält somit einen klar prozessualen Charakter und ist kein »kluger« Ratschlag einer helfenden Person.

Durcharbeiten der Gegenübertragung

Das Durcharbeiten im therapeutischen Prozess betrifft nicht nur die Konflikte aufseiten der Patient*innen oder die Übertragung, sondern es wird auch von der Aufgabe eines Durcharbeitens der Gegenübertragung gesprochen. Therapeut*innen machen ein Beziehungsangebot auf unterschiedlichen Ebenen. Eine dieser Ebenen betrifft die Bereitschaft zur Rollenübernahme als Therapierende (Sandler 1976), das heißt die Empfänglichkeit für die Aktualisierung der verinnerlichten Beziehungsmuster, die vom Patienten oder von der Patientin kommen. Infolgedessen »landen« verschiedene Fantasien und Gefühle bei den psychiatrisch Tätigen. Auch angesichts dessen, dass – korrespondierend mit der Übertragung in deren unbewusstem Charakter – die Gegenübertragung zumindest in Teilen ebenfalls unbewusst ist, kann nicht davon ausgegangen werden, dass die Gegenübertragung direkt versteh- oder reflektierbar ist. Auch ist nicht unmittelbar erkennbar, wie sich das Erleben des Therapeuten oder der Therapeutin aus Eigenübertragung und Gegenübertragung zusammensetzt. > Eigenübertragung, Seiten 118, 135, 141

Man spricht daher davon, dass auch die Gegenübertragung durchgearbeitet werden muss. Der Therapeut oder die Therapeutin muss stets das eigene Erleben reflektieren. Das kann darin bestehen, sie zu verstehen (in ihrem Wesen und ihrer Entstehung), eigene Affekte zu regulieren oder sie als Teil derjenigen Aktualisierung des Beziehungserlebens zu verstehen, die sich aus der Übertragung ergibt.

Die Therapeutin Frau G. erlebt in der Arbeit mit einem Patienten, den sie bei Aufnahme der Therapie sympathisch und motiviert erlebt hat und auf den sie sich gut »einschwingen« konnte, nach einigen Monaten der Behandlung eine »Genervtheit«. Sie bemerkt, dass sie die Geduld mit ihm verliert und sich wünscht, die Stunden mögen schnell vorbeigehen. Sie steht vor der Aufgabe, diese Gefühle und Gedanken zu reflektieren und als Gegenübertragungsphänomene durchzuarbeiten, um zu einem Verständnis der Dynamik zwischen sich und ihrem Patienten zu gelangen.

Die Gegenübertragungen psychiatrisch Tätiger müssen erkannt werden, damit sie dem konstruktiven therapeutischen Geschehen nicht im Weg stehen. Gegenübertragungsphänomene sind unvermeidlich, sollten aber bearbeitet werden, damit daraus Einsichten und mögliche Veränderungen entstehen können.

Drei-Ebenen-Modell des Umgangs mit Übertragung und Gegenübertragung

Für die therapeutische Arbeit mit Übertragungen und Gegenübertragungen lässt sich auf ein Drei-Ebenen-Modell zurückgreifen (Storck 2025a). Klinische Entscheidungsprozesse lassen sich auf diesen drei Ebenen beschreiben. Diese Überlegungen schließen an diejenigen David Tucketts (2007) an, hinsichtlich psychoanalytischer Kompetenzen zu unterscheiden zwischen:

- der teilnehmenden Beobachtung (also dem Anbieten einer Beziehung und dem gleichzeitigen Reflektieren dessen, welche Beziehung sich dann herstellt),
- der Konzeptualisierung und
- der Intervention.

Auch wenn diese Kompetenzen aufgrund psychoanalytischer Überlegungen entstanden sind, so lassen sie sich auch gut auf viele psychotherapeutische und psychiatrische Arbeitssettings übertragen.

Ein Beziehungsangebot machen

Auf der ersten Ebene geht es um die therapeutische Haltung. Das Beziehungsangebot ist insofern besonders, als gleichzeitig in eine Beziehung eingestiegen und auf diese Beziehung ein reflektierender Blick eingenommen wird. Die frühe Psychoanalyse hat das die »therapeutische Ichspaltung« genannt (zuerst bei Sterba 1934). Damit ist gemeint, dass der Therapeut bzw. die Therapeutin (und zu gewissem Grad auch der Patient oder die Patientin, wenngleich in der Regel erst im Verlauf einer Behandlung) auf diejenige kokreative Beziehungsinszenierung blickt, die im Begriff ist, sich herzustellen.

Die Entscheidungen auf dieser Ebene betreffen:

- das Einnehmen einer rezeptiv-resonanten Haltung,
- die Rücknahme einer aktiven Strukturierung (dass also ein Patient oder eine Patientin – innerhalb gewisser Grenzen, zum Beispiel der Verantwortung für Patientensicherheit und Zielorientierung des Gesprächs als Ganzem – die Themen auswählt, über die gesprochen wird),
- die Anpassung der Haltung und Gesprächsführung während des klinischen Gesprächs.

Grundlegend wird eine aufnehmende und abwartende Haltung eingenommen, allerdings ist im Einzelfall abzumessen, wie diese Haltung in Relation zu einer aktiven und strukturierenden Form der Gesprächsführung gesetzt wird und wie dies ferner im Verlauf eines Gesprächs (oder einer Behandlung) angepasst wird (etwa eine anfangs strukturierende, später rezeptivere Gesprächsführung).

BEISPIEL

Der Therapeut Herr H. nimmt grundsätzlich im Erstkontakt mit Patient*innen eine eher abwartende, rezeptive Haltung ein, damit sich verinnerlichte Beziehungsmuster in der Therapiebeziehung entfalten können und so auch das erlebbar werden kann, wofür noch die Worte fehlen. Nach einiger Zeit im Gespräch mit seiner neuen Patientin Frau I. stellt er aber fest, dass diese mit dieser Art der Gesprächsführung überfordert ist: Sie wirkt nervös und ringt offensichtlich um Worte. Daher entscheidet sich Herr H. für eine Anpassung seiner Gesprächsführung und arbeitet strukturierender, zum Beispiel indem er Frau I. konkret danach fragt, was sie zurzeit belastet, was sie tut, um mit den Belastungen umzugehen, und an wen sie sich wendet, wenn sie Unterstützung sucht.

In der psychiatrischen Arbeit mit häufig instabilen Personen ist es nötig, öfter strukturierende Gespräche zu führen, als das in dezidiert psychotherapeutischen Gesprächen angestrebt wird.

Auch wenn in der psychiatrischen Arbeit stark strukturgebend gearbeitet werden muss, sollte Raum gelassen werden dafür, dass sich die Beziehungsangebote, die die Patient*innen machen, zeigen und aufgegriffen werden können.

Konzeptualisierung

Auf der Ebene des Verstehens bzw. des Konzeptualisierens geht es darum, Überlegungen dazu anzustellen, was sich in der therapeutischen Beziehung in Szene setzt und wie dies vor dem Hintergrund der Biografie, der mentalen Repräsentanzen des Patienten oder der Patientin sowie des Behandlungsverlaufs verstanden werden kann.

Auch dazu lassen sich verschiedene Entscheidungen benennen, die auf der Ebene der Konzeptualisierung von Bedeutung sind:

- die Reflexion des eigenen Erlebens (Gefühle, Gedanken, Fantasien etc.),
- die Differenzierung zwischen Anteilen der Eigenübertragung und Anteilen der Gegenübertragung,
- das Heranziehen weiterer »Informationen« über Beziehungsmuster (etwa aus Diagnostik oder Anamnese oder aus dem bisherigen Behandlungsverlauf),
- das Prüfen möglicher vorangegangener Brüche in der Arbeitsbeziehung,
- das probeweise Einsetzen möglicher Bedeutungen (zunächst »innerlich«, also als Teil des Verstehens- und Reflexionsprozesses aufseiten der Behandelnden).

Entscheidend ist auch hier, dass die genannten Aspekte einen Prozess des Abwägens ermöglichen, in dem zunächst erkannt wird, was bei dem Therapeuten oder der Therapeutin »landet«. Dabei ist dann zu unterscheiden, wie dies sich aus Eigenübertragung (also den eigenen Beziehungsmustern oder aktuellen Stimmungslagen) und Gegenübertragung (also dessen, was Teil der Beziehungsinszenierung in der Behandlung ist) zusammensetzt sowie was in unterschiedlichen Behandlungen und zu unterschiedlichen Momenten im Prozess unterschiedliche Ergebnisse liefert.

Jede einzelne klinische Szene ist im Kontext des jeweiligen Behandlungsfalls und des Behandlungsprozesses einzuschätzen, das heißt zu kontextualisieren. Dass ein Patient zu spät zu einem Termin erscheint, bedeutet nicht immer dasselbe. Es löst auch unterschiedliche Gefühle und Reaktionen auf der Seite der Behandelnden aus. Inwiefern diese als Eigenübertragung oder Gegenübertragung zu verstehen sind und wie sich das Geschehen konzeptualisieren lässt, folgt keinem vorgegebenen Muster.

BEISPIEL

Die 55-jährige Therapeutin Frau J. arbeitet mit ihrem Patienten Herrn K., der rund dreißig Jahre jünger ist als sie. In einer Stunde äußert er, eher beiläufig: »Na ja, aber das können Sie vielleicht gar nicht so verstehen, in Ihrem Alter.« Das versetzt Frau J. einen ziemlichen Stoß, sie ist gekränkt und verärgert und sagt zunächst nichts dazu. In der Nachbetrachtung der Stunde ist ihr eine Reflexion möglich: Sie ist in der Tat zurzeit sehr damit beschäftigt, wie sie sich »in ihrem Alter« eigentlich fühlt, erst recht seitdem ihre Tochter kürzlich berichtet hat, mit der eigenen Familiengründung nicht mehr lange warten zu wollen (»Du wirst bestimmt eine tolle Oma sein, Mama!«).

Neben diesem Anteil einer Eigenübertragung am Kränkungs- und Ärgergefühl spielt aber auch etwas eine Rolle, was von Herrn K.

kommt: Dieser hat häufig darüber gesprochen, seine Eltern früher über Provokationen »aus der Reserve« gelockt zu haben, nur dann sei mal eine Reaktion spürbar gewesen. Diese beiden Anteile voneinander trennen zu können, hilft Frau J. dabei, angemessen und bezogen auf Herrn K. zu intervenieren, ohne den persönlichen Anteil an ihrer Reaktion zu ignorieren.

Entscheidungen und Abwägungen finden dabei natürlich nicht in einem kontextlosen Raum statt, sondern die Konzeptualisierung nimmt Bezug auf das, was der Therapeut oder die Therapeutin über den jeweiligen Patienten oder die Patientin ansonsten noch weiß, beispielsweise durch die Diagnostik von Beziehungsmustern (etwa in der Operationalisierten Psychodynamischen Diagnostik; Arbeitskreis OPD 2023) oder aus dem bisherigen Behandlungsprozess und dem, was dort berichtet worden oder spürbar geworden ist.

BEISPIEL (FORTSETZUNG)

Die Therapeutin zieht für ihr Verständnis heran, was sie von ihrem Patienten über die Beziehung zu seinen Eltern weiß, beispielsweise seine Schilderung, dass im Elternhaus alle »so nebeneinanderher« gelebt hätten, nur wenn er »mal wieder Scheiße« gebaut oder seinen Vater provoziert habe, hätten die Eltern gesagt, dass sie »wohl mal mehr darauf achtgeben müssen«, was er so in seiner Freizeit mache. Ferner schildert er, wie sehr er es genießen könne, sich in seiner Ausbildung mit seinem Vorgesetzten »anlegen« zu können und wie sehr er an diesem schätze, dass er »mir mal was entgegensetzt, statt nur zu meckern«.

Diese verschiedenen Kontexte, in denen das Geschehen in der Therapie zu sehen ist, helfen Frau J. bei der Konzeptualisierung dessen, was zwischen ihr und Herrn K. passiert, damit dieser erkennen kann, warum er mit seinen Provokationen häufig bei anderen Menschen aneckt und diese sich von ihm distanzieren, wodurch er selbst sich wiederum einsam und verlassen fühlt.

BEZIEHUNGSBRÜCHE Zum Prüfen möglicher Brüche in der Arbeitsbeziehung ist zu sagen, dass es auf der Ebene der Allianz (Arbeitsbündnis) zu Erschütterungen bzw. Rupturen kommen kann. Dabei wird zwischen Rückzugs- bzw. Vermeidungsbrüchen und Konfrontationsbrüchen unterschieden (siehe Safran & Muran 2000). Es lässt sich gut belegen, dass die gelingende »Reparatur« dieser Brüche ein Merkmal erfolgreicher Therapien ist (Eubanks u.a. 2018). Konkrete Schritte zur Bearbeitung der Brüche sind vorgelegt worden (siehe etwa Gumz u.a. 2025). Auf der hier relevanten Ebene der Konzeptualisierung ist von Bedeutung, das (problematische) Geschehen in der Beziehung darauf zu befragen, ob es als »Antwort« auf einen Bruch verstanden werden kann.

BEISPIEL

Die Patientin Frau L. nimmt seit einigen Monaten an Angeboten einer Tagesklinik teil. Sie ist grundlegend motiviert und kann sich in den Stunden gut öffnen, sie wendet sich vertrauensvoll an die Therapeutinnen. In einer Stunde während der Ergotherapie aber wirkt sie verschlossen, einsilbig und abweisend. Die Therapeutin nimmt das wahr und spricht es an. Frau L. kann daraufhin sagen, dass es sie in der vorangegangenen Stunde gekränkt habe, dass ihre Therapeutin »in so 'nem nöligen Ton« gesagt habe, dass Frau L. sich vielleicht nicht wundern müsse, dass sich ihre Freundinnen nicht so oft bei ihr melden würden, wenn sie immer wieder betone, dass sie am liebsten allein sei. Frau L. hat sich unverstanden gefühlt, und beide stehen nun vor der Aufgabe, diesen Bruch in der Arbeitsbeziehung (den Rückzug der Patientin angesichts der als unempathisch erlebten Bemerkung der Therapeutin) kollaborativ zu reparieren. Dabei wird Frau L. bewusst, wie oft sie tatsächlich anderen vermittelt, wie gerne sie allein sei.

Entscheidungen auf der Ebene der Konzeptualisierung laufen schließlich auch auf das probeweise Einsetzen möglicher Bedeutungen hinaus, die erhellen, um welche Art von Szene es sich handelt, wie diese entsteht und wie sie verstanden werden kann. Im Ergebnis kann dann eine beziehungsdynamische Formulierung erstellt werden (Arbeitskreis OPD 2023), die beispielsweise die folgende Form haben kann: Herr K. (aus dem Beispiel weiter vorn) erlebt andere immer wieder so, dass sie kein Interesse an ihm haben. Sich selbst erlebt er als langweilig und zieht sich daher aus sozialen Begegnungen meist schnell zurück. Andere erleben Herrn K. als jemanden, der am liebsten allein ist und nicht gestört werden möchte. Sie erleben sich selbst ihm gegenüber so, dass man mit ihm besonders vorsichtig sein muss und sich am besten von ihm zurückzieht. Das führt dazu, dass Herr K. andere immer wieder so erlebt, dass sie kein Interesse an ihm haben.

Interventionen

Schließlich kann als dritte Ebene klinischer Entscheidungsprozesse die der Intervention beschrieben werden, also jener Bereich, in dem es darum geht, dass Therapeut*innen etwas Hilfreiches sagen, den Prozess gestalten etc.

Es lässt sich zwischen den folgenden Aspekten differenzieren:

- die Wahl eines eher konfrontativen/aufdeckenden oder eines eher stützenden Vorgehens (wird etwa an unbewussten Motiven oder Konflikten gearbeitet oder orientieren sich die therapeutischen Interventionen an einer stabilisierenden Begleitung?),
- die Formulierung der Intervention eher in Form einer Frage oder in Form einer Hypothese,
- das Abwägen des Einbezugs von Beziehungserfahrungen aus der Biografie eines Patienten oder einer Patientin,

- das geeignete Verhältnis der Betrachtung von Übertragung und Gegenübertragung in Relation zu einer Betrachtung der »Außenbeziehungen«,
- das Abwägen des Einbezugs von Selbstenthüllungen.

Das Erarbeiten eines Verständnisses bzw. einer Konzeptualisierung informiert noch nicht direkt hinsichtlich des geeigneten behandlungstechnischen Vorgehens, sodass diese Ebene gesondert zu betrachten ist. In manchen Fällen und zu manchen Momenten im Prozess einer Behandlung wird ein eher aufdeckendes Vorgehen geeignet sein, in anderen ein eher stützendes.

BEISPIEL

Frau L. befindet sich seit einiger Zeit in einer Psychotherapie. Darin wird immer deutlicher, wie massiv die Konflikte sind, die sie mit ihrer Partnerin zu Hause erlebt, ebenso wie die Ambivalenzen, die Frau L. im Hinblick auf Nähe und Intimität zu anderen verspürt. In einer Stunde berichtet sie von einem heftigen Streit. Sie sei mit der Partnerin für ein Wochenende in ein Wellnesshotel gefahren, das sei auch sehr schön gewesen und sie seien einander sehr nah und vertraut gewesen. Aber am Sonntagabend, als sie wieder daheim gewesen seien, sei ein riesiger Streit losgegangen.

Vor dem Hintergrund eines entsprechenden Kontexts (Behandlungsziele und Fokus, bisheriger Verlauf etc.) könnte nun eine eher stützende Intervention der Therapeutin sein: »Das ist sicher sehr enttäuschend für Sie – das schöne Wochenende und dann waren direkt die Spannungen des Alltags wieder da.« Hingegen könnte eine eher aufdeckende Intervention so etwas sein wie: »Vielleicht gab es da auch etwas in Ihnen, dem die Nähe vom Wochenende zu viel war? Und dann musste etwas davon wieder in Zweifel gezogen werden, so wie die Suche nach einem Beleg dafür, dass Sie sich doch nicht gut miteinander verstehen?« Der Patientin gibt das die Möglichkeit, ihre eigenen Ambivalenzen genau anzuschauen und die Aushandlung von Nähe und Distanz zu thematisieren.

Ferner erweist es sich manchmal als hilfreicher, eine Intervention in Form einer Frage zu geben, etwa: »Macht es Sie traurig, dass Ihre Partnerin sich distanziert?« Ein anderes Mal bietet sich die Form einer Hypothese bzw. eines Statements an, etwa: »Ich habe den Eindruck, dass Sie traurig sind, wenn Ihre Partnerin sich distanziert.« Im Verlauf einer Behandlung ergibt sich oft ein Eindruck davon, welche dieser Varianten für jemanden hilfreicher ist. Die Interventionen setzen sich außerdem aus unterschiedlich starken Bezügen zur Biografie und zu Außenbeziehungen zusammen.

Die Arbeit mit Frau L. könnte beispielsweise in manchen Momenten so aussehen, dass die Therapeutin sagt: »Das Zusammenleben mit Ihrer Partnerin scheint manchmal genauso spannungsreich zu sein, wie Sie es von früher mit Ihrer Schwester berichtet haben.« Manchmal kann es aber auch nützlich sein, zu sagen: »Nach dem Wochenende, wenn dann der Alltag wieder beginnt, auch die Arbeit zwischen uns, dann spüren Sie auch etwas, von dem Sie sich losreißen wollen.« Hier kann nun eher in Richtung von »Was passiert zwischen uns?«, in Richtung von »Was hat das mit den Erlebnissen aus Ihrer Lebensgeschichte zu tun?« oder in Richtung von »Wo begegnet Ihnen so etwas heutzutage noch?« vorgegangen werden.

SELBSTENTHÜLLUNGEN Schließlich soll noch auf den Aspekt der Selbstenthüllung und des geeigneten Ausmaßes eingegangen werden. Unter Formulierungen wie »self disclosure« oder »immediacy« wird diskutiert, wann und in welchem Ausmaß ein Therapeut oder eine Therapeutin sich persönlich in verbalen Interventionen einbringen sollte (Hill u. a. 2019).

BEISPIEL

Die Therapeutin Frau M. arbeitet seit längerer Zeit mit einem Patienten. In einer Stunde berichtet dieser von der kürzlich erfolgten Trauerfeier für seinen Großvater, der für ihn sehr wichtig gewesen sei. Allerdings erzählt der Patient emotional nüchtern, sehr an den Geschehnissen haftend. Währenddessen ringt Frau M. mit den Tränen, zum einen, weil sie darum weiß, was für ein bedeutender Verlust es für ihren Patienten gewesen ist, zum anderen aber auch, weil ihr Bilder vom Tod ihrer eigenen Großmutter in den Sinn kommen.

Nach einer Weile sagte sie zu ihrem Patienten: »Wenn ich Ihnen so zuhöre, dann werde ich gerade selbst sehr traurig.« Diese Selbstenthüllung (die hier ja nicht zwangsläufig die Form haben muss, dass Frau M. konkret von ihrem eigenen Verlust berichtet) kann dann den Ausgangspunkt dafür liefern, wie der Patient seinen Verlust erlebt und weshalb die Gefühle aus seiner Erzählung so seltsam ausgeblendet bleiben. Wichtig ist, dass auch dort, wo die Therapeutin »persönliche« Gefühle erlebt (die sich aus Eigen- und Gegenübertragung zusammensetzen) und diese thematisiert, der Fokus darauf gerichtet bleibt, was und wie dies dem Patienten dabei helfen kann, sich besser zu verstehen und/oder (wieder) einen Zugang zu seinen Gefühlen zu erlangen.

Bei schwerer erkrankten Patient*innen ist das erforderliche bzw. hilfreiche Ausmaß der Selbstenthüllung üblicherweise höher, wobei zu beachten ist, dass das jeweils situativ und kontextuell zu bewerten ist – daher handelt es sich auch hier um einen Abwägungsprozess, der in unterschiedlichen Behandlungen und zu unterschiedlichen Momenten in einer Behandlung in unterschiedliche klinische Entscheidungen mündet. > Selbstenthüllungen, Seiten 35, 118

Die Mitteilung eigener Erlebnisse und Gefühlsregungen sollte immer abgewogen werden im Hinblick darauf, was für die Patient*innen daraus Hilfreiches resultieren kann. Selbstenthüllungen sollten nicht zur Rollendiffusion führen, können wohldosiert aber die Arbeitsbeziehung stärken.

Arbeiten in multiprofessionellen Teams – die stationäre Bühne

Die meisten der bisher vorgestellten Konzepte sind zunächst im Rahmen ambulanter Psychotherapie (mit erwachsenen Personen) entwickelt worden, sie sind gleichwohl nicht auf dieses Setting beschränkt. Die Dreiteilung der psychotherapeutischen Beziehung in Arbeitsbündnis, Realbeziehung und Übertragungs-Gegenübertragungs-Beziehung bleibt auch in psychiatrischen Arbeitsbereichen zentral, auch wenn sie in (teil-)stationären Settings jeweils in besonderer Weise zu beachten sind.

Stationäre und teilstationäre therapeutische Beziehungen

Das multimodale und multiprofessionelle Setting einer Klinikbehandlung sorgt dafür, dass eine Behandlung schwerer psychischer Erkrankungen über Einzelgespräche hinausgehen muss und die einzelnen Begegnungen der verschiedenen Fachgruppen ineinandergreifen müssen. Viele Personen mit ihren jeweiligen Behandlungsangeboten arbeiten und wirken zusammen. Das Konzept der therapeutischen Gemeinschaft (formuliert von Main und Jones ab den 1940er-Jahren; Main 1946; Jones 1953) erfasst dies besonders klar. Damit ist gemeint, dass die soziale Struktur des Zusammenlebens in einer Klinik in den Blick gerät und mit Konzeptionen der Behandlung ins Verhältnis gesetzt wird.

THERAPEUTISCHE GEMEINSCHAFT Die therapeutische Gemeinschaft ist einerseits die Gruppe der Patientinnen und Patienten. Soziale Beziehungen und Verantwortungsübernahmen sollen Teil dessen werden, was zur therapeutischen Wirkung beiträgt. Trivial wirkende Elemente (trivial, weil sie heute so selbstverständlich erscheinen) wie das Amt eines Patientensprechers erwachsen aus diesen Überlegungen. Die therapeutische Gemeinschaft bezieht sich aber auch auf die Teamgruppe und die Struktur (Aufgaben und Verantwortlichkeiten) innerhalb der Gruppe der Behandelnden. Die Durchführung der Behandlung wird durch etwas geleistet, was eine soziale Struktur aufweist, die förderlich oder hinderlich für den Prozess und Erfolg einer Behandlung sein kann. >Therapeutisches Team, Seiten 90 f.

Etwas später wurden Konzeptionen der stationären Therapie und deren Umsetzung in Einrichtungen um teilstationäre, vor allem tagesklinische ergänzt (zu nennen sind ferner sogenannte Abendkliniken). Annelise Heigl-Evers und Kollegen (1986) sprechen bei tagesklinischen Angeboten treffend von einer »Vierzigstundenwoche« für Patientinnen und Patienten, das heißt, dass es um so etwas wie einen therapeutischen Arbeitstag geht, nach dessen Ende die Behandelten nach Hause gehen. Dadurch ergibt sich zum einen die Möglichkeit, Patientinnen und Patienten im gewohnten Umfeld zu belassen, zum anderen stellt das Setting ein Erprobungsfeld für Situationen des Trennens und Wiederkommens dar (siehe dazu Küchenhoff 1998; Schultz-Venrath 2011).

BEHANDLUNGSRAHMEN Im Hinblick auf die Indikation für eine stationäre Behandlung unterscheiden Carsten Spitzer und Kolleg*innen (2016) zwischen krankheitsbezogenen, settingbezogenen und versorgungsbezogenen Faktoren. Allgemein kann man sagen, dass die Schwere einer Erkrankung, einschließlich deren Multimorbidität, und zwar auch im Hinblick auf somatische Erkrankungen, ein wesentlicher Faktor ist, der einen stationäre Aufenthalt erforderlich macht. Settingbezogene Faktoren beziehen sich beispielsweise auf den Nutzen des multimodalen und intensiven Behandlungsangebots einer Klinik. Versorgungsbezogene Faktoren haben damit zu tun, dass ambulante Behandlungsangebote fehlen oder sich als unwirksam erwiesen haben.

Die Indikation für eine teilstationäre Behandlung ergibt sich in erster Linie darüber, dass jemand weiterhin Verantwortung für Aufgaben in der alltäglichen Lebensführung übernehmen kann. Potenziell hinderlich auf eine teilstationäre Behandlung wirkt es, wenn das soziale, insbesondere das häusliche Umfeld die Behandlung nicht mitträgt. Ein struktureller Vorteil der Tagesklinik sind außerdem – verglichen mit einer vollstationären Behandlung – die geringeren Kosten.

Bezogen auf die therapeutische Beziehung bzw. genauer: die therapeutischen Beziehungen ist zunächst einmal zu sagen, dass sich für eine Klinikbehandlung alle drei Bestandteile in einer besonderen Weise zeigen: Das Arbeitsbündnis bzw. die Arbeitsbeziehung zeigt sich zum einen verteilt auf mehrere Personen und muss nicht für alle Teilsettings dieselbe Bedeutung haben (so wird vielleicht die Art der Zusammenarbeit oder das erforderliche Vertrauen bei der Körpertherapie anders erlebt als in der Sozialberatung) und sie ist zum anderen eingebunden in einen institutionellen Kontext sowie die damit einhergehende Hierarchie. > Vertrauen, Seiten 132, 144

Die Realbeziehung zu den einzelnen Behandelnden unterscheidet sich zunächst nicht von den Gegebenheiten in der ambulanten Therapie, sie erfährt aber eine besondere Bedeutung darüber, dass Patient*innen die Teammitglieder auch anders »kennenlernen« als im ambulanten Rahmen: So erhalten sie etwa einen Einblick in das kollegiale Verhalten der Behandelnden, deren Mittagspause, Arbeitszeiten und einiges mehr.

Im Hinblick auf Prozesse von Übertragung und Gegenübertragung ist zu sagen, dass die Dauer einer Klinikbehandlung einen Einfluss auf deren Tiefe hat, aber auch, dass Übertragungsprozesse sich auf die unterschiedlichen Mitglieder des Behandlungsteams »ausbreiten«: Sie haben nicht in allen Teilbeziehungen dieselbe Form und werden auch nicht in allen Settings auf dieselbe Weise adressiert.
> Übertragungsprozesse in Teams, Seiten 82 f.

Bühnenmodell

Bezüglich des Blicks auf die im stationären oder teilstationären Rahmen Behandelten ist das Bühnenmodell vorgeschlagen worden (Überblick bei Bardé 1993). Dabei wird die Klinik als eine Bühne für Inszenierungen von Patient*innen gesehen, die – auch angesichts der Schwere der Erkrankung – in manchen Fällen zwar vielleicht nicht *sagen* können, was mit ihnen »los ist«, aber *machen* können, was mit ihnen los ist. Für den ambulanten Rahmen hat Rolf Klüwer (1983) von einem Handlungsdialog gesprochen, was sich darauf bezieht, dass biografisch relevante Beziehungserfahrungen und damit die Übertragungen weniger im Erleben von Beziehungen oder in Fantasien auffallen, sondern in konkreten Handlungsszenen – die auf eine »Bühne« kommen. Übertragungsprozesse zeigen sich im Rahmen einer Klinikbehandlung also sehr viel häufiger und deutlicher in *Handlungen*.

BEISPIEL

> Herr M. ist in stationärer psychotherapeutischer Behandlung aufgrund einer somatoformen Schmerzstörung. Den Behandelnden fällt auf, dass er betont breitschultrig und mit einer hohen körperlichen Anspannung über die Flure geht, dabei grimmig blickend. Häufig beginnt er Gespräche mit Mitpatientinnen und Mitpatienten, aber auch mit Teammitgliedern sehr barsch, oft kommt es zu Streitereien. Das wiederholt sich auch in der Gruppenpsychotherapie. Unabhängig von berichteten Themen oder Beziehungserfahrungen bringt Herr M. etwas Wichtiges von seiner inneren Welt auf die Bühne der Klinik: Er muss sich beständig schützen oder »abpanzern«, ist permanent auf Angriffe oder Verletzungen vorbereitet und geht seinerseits »präventiv« zum Angriff über.

Gegenstand des therapeutischen Verstehens ist also (auch) das, was Patientinnen und Patienten handelnd (und unter Umständen wiederholend) in die sozialen Beziehungen innerhalb der Patienten- und gegenüber der Teamgruppe einbringen. Die Klinik stellt dafür die Bühne dar.

Stationäre Behandlungen haben mit einem ganzen Bündel von Übertragungen zu tun. Diese kommen, neben Vorstellungen und Fantasien, auch in Äußerungen und ganz besonders in Handlungen zum Ausdruck.

Rahmenmodell

Eine andere Schwerpunktsetzung zum Bühnenmodell stellt das sogenannte Rahmenmodell der (teil-)stationären Therapie dar (Überblick ebenfalls bei Bardé 1993). Hier liegt der Akzent stärker darauf, statt einer Förderung der Regression durch das Setting einen verlässlichen und verbindlichen äußeren Rahmen bereitzustellen, der es Patientinnen und Patienten ermöglicht, auch einen inneren Rahmen herzustellen. An Grenzen zu stoßen, kann es ermöglichen, auch selbst die Funktion einer angemessenen Abgrenzung vornehmen zu können. Das Rahmenmodell betont die strukturierende Funktion des stationären Settings, mit dem eine erleichterte innere Strukturierung von Patient*innen einhergeht.

BEISPIEL

Frau N. hat sich in stationäre Behandlung begeben. Sie leidet an Symptomen einer Borderline-Persönlichkeitsstörung: Immer wieder hat sie sich selbst verletzt, durch zum Teil tiefe Schnitte in den Unterarm. Außerdem leidet sie wiederholt an suizidalen Gedanken. Sie gerät sehr häufig in interpersonelle Konflikte, manchmal dissoziiert sie. Biografisch berichtet sie von mehreren traumatischen Erlebnissen, auch von Gewalt im Elternhaus.

Die stationäre Behandlung hat zum vorrangigen Ziel, mit Frau

N. an der Reduktion der Selbstverletzung und der Suizidalität zu arbeiten. Das Behandlungsteam achtet daher besonders darauf, auf der Grundlage einer empathischen Beziehungsgestaltung die Abläufe und zeitlichen Rahmen verbindlich zu halten. Psychotherapeutische Einzelgespräche finden in der vereinbarten Dauer statt, sie sind auch dann nicht länger, wenn Frau N. besonders viel Biografisches zu erzählen hat, sie sind aber auch nicht kürzer, wenn Frau N. »einen guten Tag« hat. Ausfälle therapeutischer Angebote werden vermieden, Stationsregeln und Vereinbarungen darüber, wie kommuniziert wird, ebenso wie Absprachen dazu, was beim Vorkommen selbstverletzenden Verhaltens geschieht, werden deutlich vertreten. Die Station fungiert als verlässlicher Rahmen und kann eine Grundlage für einen geeigneten »inneren Rahmen« bei Frau N. liefern.

Ein besonderer Aspekt der beispielsweise von Otto F. Kernberg (1981) vorgebrachten Argumentation besagt, dass eine wichtige Funktion einer (teil-)stationären Behandlung darin liegen kann (und sollte), destruktives Agieren zu begrenzen (um so eine Voraussetzung für eine sich anschließende ambulante Behandlung zu schaffen). Auch daher sei die aktive Begrenzung der Regression (zu der eine Krankenhausbehandlung in ihrer Rundumversorgung einladen mag) umso wichtiger.

Es ist gleichwohl zu sagen, dass Bühnen- und Rahmenmodell keine einander ausschließenden Konzepte darstellen. Selbstverständlich ist es möglich und nützlich, sowohl Beziehungsinszenierungen in Handlungen zuzulassen (um sie verstehen und verändern zu können) als auch eine feste Struktur bereitzustellen und Grenzen zu vertreten. So können sich bedeutsame Handlungsinszenierungen insbesondere am Rahmen der Behandlung zeigen. Daher kann man sogar davon sprechen, dass in (teil-)stationären Settings der Rahmen die Bühne ist.

BEISPIEL

Der 22-jährige Herr O. ist seit wenigen Wochen in tagesklinischer Behandlung, und zwar mit den Behandlungsdiagnosen einer rezidivierenden depressiven Störung und einer Mediensucht. Erst nach einigen Jahren starken sozialen Rückzugs und des »Versinkens« in Onlinespielen ist sein Leidensdruck für ihn spürbar geworden, sodass er – wenn auch ambivalent – eine Behandlung aufgenommen hat, zum Teil auf Drängen seiner Eltern.

Dem tagesklinischen Behandlungsteam fällt auf, dass Herr O. am Nachmittag bei der Verabschiedung oft »trödelt«, Teammitglieder oder Mitpatientinnen und Mitpatienten in ein Gespräch verwickelt oder aktiv nachfragt, ob nicht noch seine Hilfe gebraucht würde (etwa bei einem abendlichen Weihnachtsbasar der Klinik). Morgens hingegen sitzt er oft zwanzig Minuten oder mehr vor der »Ankommenszeit« in den Räumen der Tagesklinik. Im Gespräch zeigt sich die Bedeutung einer solchen »Inszenierung am Rahmen«: Herr O. hat große Sorge, zu Hause »rückfällig« zu werden. Aufgrund der damit verbundenen Scham ist ihm diese Angst selbst wenig zugänglich und er kann sie nicht »direkt« ausdrücken.

Vielen Patient*innen in (teil-)stationärer Therapie hilft es sehr, dass Abläufe klar strukturiert, regelmäßig und verbindlich sind. Der äußere Rahmen hilft dabei, den inneren, also psychischen Rahmen zu halten. Das stellt eine wichtige Voraussetzung für weitere psychische Veränderungsprozesse dar.

Das therapeutische Team: vom bipolaren zum pluripolaren Modell

Hinweise auf die »triadische« Struktur einer Klinikbehandlung, die Überlegungen zur therapeutischen Gemeinschaft oder allgemeine

Konzeptionen von Sozio- oder Milieutherapie verweisen auf den Wert einer genaueren Betrachtung, wie eigentlich die einzelnen Bestandteile eines multimodalen und multiprofessionellen Behandlungsangebots in einer Klinik zusammenwirken (Bardé & Mattke 1993). Üblicherweise umfassen solche Angebote die Einzel- und Gruppenpsychotherapie, das darüber hinausgehende ärztliche Gespräch (eine Eingangsuntersuchung etc.), Körpertherapie oder andere körperbezogene Angebote, Entspannungsverfahren, Sozialberatung, Kunst- oder Ergotherapie sowie weitere komplementärtherapeutische Angebote und bezugspflegerische Gespräche.

Helmut Enke (1965) konzipierte die Zusammenarbeit eines Klinikteams über eine Trennung zwischen Realraum und Fantasieraum. Damit verknüpft ist eine klare Zuordnung von Übertragungsprozessen und deren Beachtung zum Fantasieraum, für den die im engeren Sinn psychotherapeutisch Tätigen innerhalb des Teams zuständig seien. Im Realraum, vertreten insbesondere von den pflegerisch Tätigen innerhalb des Teams, werden die Aspekte der konkreten interpersonellen Beziehungen und Aufgaben zum Thema gemacht. Dieses Modell wird »bipolar« genannt, weil diese beiden Räume mit klaren professionsbezogenen Zuständigkeiten verbunden sind.

Die Nachteile dieser Sichtweise liegen auf der Hand: Klammert man die Übertragungsaspekte bzw. basaler formuliert: die Ebene der therapeutischen Beziehung aus einem Bezugspflegegespräch aus, droht etwas verloren zu gehen – nicht zuletzt angesichts der Tatsache, dass Übertragungsprozesse sich innerhalb der Mitglieder eines Behandlungsteams aufspalten können. Auch ein Bezugspflegegespräch ist Teil des (sozio-)therapeutischen Angebots, und wenn man in diesem die Reflexion und Gestaltung von Beziehungen versteht, sollte eine Unterscheidung, dass einige der professionellen Gespräche in einer Klinik im Real-, andere im Fantasieraum stattfinden, nicht aufrechterhalten werden. > Spaltung, Seiten 76, 93

Paul L. Janssen (1987) hat solche Überlegungen zu einem integrativen Modell fortgeführt und akzentuiert dabei, dass sich in allen Behandlungsbeziehungen Aspekte dessen zeigen, was Enke Real- und Fantasieraum genannt hat, denn in *allen* Behandlungsbeziehungen kommen neben der Realbeziehung auch die Arbeitsbeziehung und die Übertragungs-Gegenübertragungs-Beziehung zum Tragen.

BEISPIEL

Die 53-jährige Krankenpflegerin Frau P. arbeitet als Bezugsperson für einen neu aufgenommenen Patienten, der rund 25 Jahre jünger ist als sie. Nach einigen Wochen der Behandlung zeigt sich, dass er großes Vertrauen in sie gefasst hat. Zunehmend wendet er sich an sie, wenn er mit Fragen danach beschäftigt ist, ob er eine berufliche Umschulung in Erwägung ziehen solle, ob das Zusammenleben in seiner Wohngemeinschaft ihm guttue oder wenn er Konflikte mit einem Mitpatienten hat. Frau P. nimmt einerseits wahr, dass der Patient sich in angemessener Weise an sie wendet, um sich besser zu verstehen und in wichtigen Lebensentscheidungen Unterstützung zu finden, gleichzeitig spürt sie, wie der Patient in ihr auch eine mütterliche Figur sucht, die ihm in seinem Leben gefehlt hat. Beide Elemente sind zu erkennen und können in der Reflexion voneinander getrennt betrachtet werden.

Eine Weiterführung dieser Konzeption findet sich in Joachim Küchenhoffs (1998) Modell, das er »pluripolar« nennt. Er stellt dabei heraus, dass zwar alle Beziehungsangebote in den einzelnen Teilen der multimodalen Behandlung gleichwertig, aber nicht gleich(-artig) seien. Es gibt für jedes Teilangebot der Behandlung einen eigenständigen Bereich gemäß der jeweils persönlichen Qualifikation und der Verantwortungsbereiche. Zugleich haben alle einzelnen Angebote Anteil an einem soziotherapeutischen »Gesamtangebot« der Klinik.

Küchenhoff spricht davon, dass hier das *Team* als Behandlungssubjekt fungiert. Ein Teil der Behandlungsbeziehung ergibt sich also zwischen dem Patienten oder der Patientin und dem Klinikteam als Gruppe. Die einzelnen Teile der Behandlung haben jeweils einen eigenständigen Bereich und Anteil am Team als Behandlungssubjekt.

Übertragungsspaltung und Spaltungsübertragung

Ein wichtiger Aspekt der Beachtung von Übertragung (und Gegenübertragung) ergibt sich aus dem Zusammenspiel des Behandlungsangebots einer Klinik und einer häufigen Dynamik der Übertragung. Bei Menschen mit strukturellen Störungen ist es eher die Regel als die Ausnahme, dass Übertragungsprozesse fragmentiert bzw. von Spaltungen geprägt auftreten. In der Rahmentheorie Kernbergs zur Übertragungsfokussierten Psychotherapie (siehe auch Clarkin u.a. 2001) wird dies als Selbst-Objekt-Dyade beschrieben, die im Wesentlichen Teil-Selbst- und Teil-Objekt-Dyaden sind.

In der Behandlung mit Herrn O. im vorletzten Beispiel zeigen sich ganz unterschiedliche, in der Regel aber sehr intensive Aspekte der therapeutischen Beziehung: Mal ist er seinem Therapeuten gegenüber sehr entwertend und sagt etwas wie: »Na ja, heute wollte ich eigentlich nicht kommen, was können Sie mir schon groß sagen, was ich nicht selbst schon weiß? Diese Therapie ist nutzlos und die meiste Zeit verstehen Sie eh nicht, was ich Ihnen sagen will.« Dann aber, manchmal schon in der darauffolgenden Stunde, gestaltet Herr O. den Kontakt ganz anders und sagt etwas wie: »Ich bin so froh, dass ich bei Ihnen als Therapeut gelandet bin. Die anderen können doch alle nichts und manchmal sagen Sie etwas, wo ich nur denke: Wow. Mit einem Satz haben Sie alles erfasst.« Psychoanalytisch wird das als die Übertragung im Rahmen unterschiedlicher Fragmente internalisierter

Beziehungen verstehbar – oder mit Clarkin u. a. (2001): unterschiedlicher Selbst-Objekt-Dyaden).

Anders gesagt: Bei schwerer beeinträchtigten Patientinnen und Patienten wird häufiger eine Spaltungsübertragung auftreten, das heißt, es zeigen sich dann eher die Fragmente verinnerlichter Beziehungserfahrungen in der Aktualisierung in gegenwärtigen Beziehungen. > Spaltungsübertragung, Seiten 93 f.

Was nun in der ambulanten Einzelpsychotherapie dazu führt, dass es rasche Wechsel intensiver Übertragungsprozesse gibt (etwa zwischen Idealisierung und Entwertung), trifft im (teil-)stationären Setting auf eine Spezifität des Behandlungsangebots, das sich als Angebot einer *Übertragungsspaltung* beschreiben lässt (siehe Janssen 1987). Angesichts der multimodalen Struktur des Klinikangebots gibt es das strukturelle Angebot, in den unterschiedlichen Teilen der Behandlung auch unterschiedliche Erfahrungen zu machen und unterschiedliche Aspekte der verinnerlichten Beziehungserfahrungen zu aktualisieren.

Es treffen also die Neigung zur Spaltungsübertragung aufseiten der Behandelten und das Angebot einer Übertragungsspaltung aufseiten des Behandlungsangebots zusammen und lassen es wahrscheinlich sein, dass sich in den unterschiedlichen Behandlungsbeziehungen einer Klinik jeweils unterschiedliche Facetten des Erlebens und Gestaltens von Beziehungen durch Patientinnen und Patienten zeigen. Das werde ich im Abschnitt zu Fallbesprechungen wieder aufnehmen, denn dort ist der Ort, an dem die Spezifität der einzelnen Behandlungsangebote zusammengeführt wird, Spaltungsübertragungen integriert werden können und der von Küchenhoff formulierte Anspruch, dass das Team als Behandlungssubjekt fungiert, eingelöst werden kann. > Fallbesprechungen, Seiten 84, 88

Begrenzung der Regression

Übertragungsprozesse, deren Nutzen und Förderung, werden oft in Verbindung mit regressiven Prozessen gesehen. Die Annahme ist, dass eine Regression, also das »Zurückgehen« auf frühere, »unreife« oder weniger »vernunftgeleitete« Erlebnisse, Übertragungsprozesse deutlicher und intensiver entstehen lässt.

In der Charakterisierung der Klinikbehandlung entlang der Vorstellung eines Rahmenmodells ist bereits die Frage der Begrenzung der Regression zum Thema geworden. In der ambulanten Therapie ist mit dem Gedanken einer Regressionsförderung gemeint, dass in der analytischen Psychotherapie der Zugang zu mehr an den Triebwünschen und Fantasien orientierten und emotionsgeleiteten Erlebnisweisen (gegenüber den stärker verstandesgeleiteten) ermöglicht werden soll. Diesem Zweck dienen das Couchsetting, die hohe Wochenstundenfrequenz und die Haltung des abwartenden Zuhörens. Demgegenüber wird in der tiefenpsychologisch fundierten Therapie die Regression begrenzt, zum Beispiel durch eine Arbeit *an* statt *in* der Übertragung (siehe Storck & Taubner 2024).

Für eine Klinikbehandlung (psychodynamischer oder anderer Ausrichtung) ergibt sich hinsichtlich der Regression eine besondere Konstellation. Der bloße Umstand, dass in der stationären Behandlung ein doch recht umfassendes »Versorgungsangebot« gemacht wird, rückt das Verhältnis zwischen Verantwortungsübernahme und Entlastung von Verantwortung in ein besonderes Licht. Ohne zu übersehen, dass eine psychiatrische Behandlung immer fordernd ist, ist doch zu konstatieren, dass Patient*innen in einer Klinik von manchen Aufgaben der alltäglichen Lebensführung entlastet sind (Einkaufen, Kochen, berufliche Tätigkeit u.v.m.) und auch soziale Beziehungen gleichsam in einem Schutzraum stattfinden und erprobt werden können – in einer vollstationären Behandlung noch deutlich stärker als in einer Tagesklinik.

Aus diesem Grund ist zu bedenken gegeben worden, regressive Prozesse nicht noch weiter zu fördern, sondern – auch gemäß den Überlegungen zur therapeutischen Gemeinschaft – Patient*innen in der Klinik mehr Verantwortungsübernahmen zu übergeben. Die

Begrenzung der Regression bezieht sich also darauf, zu beachten, dass Patient*innen schon dort Erfahrungen der Selbstwirksamkeit und Gestaltung machen können. Das ist immer von Bedeutung, in der stationären Behandlung aber ein bedeutendes Gegengewicht gegenüber dem Entlastungsangebot, das der Behandlung eigen ist. Übertragungsprozesse im stationären Setting haben daher nicht nur durch das multiprofessionelle Team eine andere Form, sondern auch in Relation einerseits zum strukturellen »Regressionsangebot« einer »versorgenden« Klinik, andererseits zur Begrenzung der Regression durch das aktive Mitwirken von Patient*innen am realen Zusammenleben auf einer Station.

Zum Umgang mit Abstinenz und technischer Neutralität

Zwei weitere Begriffe, die in der ambulanten Psychotherapie von Bedeutung sind, sollen noch in ihrer Bedeutung für eine Klinikbehandlung erörtert werden: das Abstinenzgebot und die Haltung technischer Neutralität.

ABSTINENZ Mit dem Abstinenzgebot ist im Wesentlichen gemeint, dass Psychotherapeutinnen und Psychotherapeuten keine private Beziehung zu Patientinnen und Patienten aufnehmen sollen. Das betrifft sowohl romantische oder sexuelle als auch freundschaftliche Beziehungen oder auch andere berufliche Beziehungen jenseits der Psychotherapie (etwa die Beauftragung eines Patienten mit Dienstleistungen). Patientinnen und Patienten sollen vor sexuellem, narzisstischem oder aggressivem Missbrauch geschützt werden. Anders formuliert: Eine Psychotherapie ist dazu da, dass ein Patient oder eine Patientin sich besser fühlt, und nicht, dass das auf Therapeutenseite der Fall ist (allenfalls mittelbar, dass es sich gut anfühlen darf, einem Patienten oder einer Patientin geholfen zu haben). Die historischen Wurzeln des Abstinenzgebots gründen in der Reaktion auf teilweise grobe ethische Verfehlungen in der Anfangszeit der

Psychoanalyse (und zwar durch männliche Therapeuten) (siehe etwa Zwettler-Otte 2007).

Selbstverständlich gilt das Abstinenzgebot in diesem Sinn auch für alle Bestandteile einer Klinikbehandlung und die jeweiligen Mitarbeitenden. Gelegentlich ist mit Abstinenz fälschlicherweise eine Haltung gemeint gewesen, durch welche die persönliche Antwort auf einen Patienten oder eine Patientin ausgeklammert oder zumindest stark reduziert werden sollte. Wie oben geschildert, gibt es auch Konzeptualisierungen einer therapeutisch hilfreichen Selbstenthüllung. > Selbstenthüllung, Seiten 35, 65, 118

In jedem Fall stellt sich die Frage des persönlichen Einbringens für die Behandlungsbeziehungen in einer stationären Therapie in etwas anderer Weise als in ambulanten Hilfen. Natürlich sollte es auch hier keine missbräuchliche Beziehung geben, aber die professionell Tätigen werden zwangsläufig in der Regel als ein Gegenüber der Patientinnen und Patienten »greifbarer«. Es ist daher von einem »dynamischen« Umgang mit Abstinenz und Selbstoffenbarung zu sprechen: Abstinenz gegenüber missbräuchlichem und grenzverletzendem Verhalten bei dosiertem Einbringen der eigenen Person.

BEISPIEL

Die 45-jährige Patientin Frau P. ist in ihrer Behandlung immer wieder darum bemüht, die Beziehung zu ihrer etwa gleichaltrigen Therapeutin auf ein »persönlicheres« Level zu heben. Sie fragt oft nach privaten Dingen wie der Familie, den Urlaubszielen und ob die Therapeutin bestimmte Filme gesehen oder Romane gelesen habe. Sie äußert auch die Idee, sich zwischen den Therapiestunden mal auf einen Kaffee zu treffen und über andere Dinge zu sprechen. Dabei ist sie voller Idealisierung: Jemanden wie ihre Therapeutin hätte sie gern als Freundin – und die Therapeutin wisse ja, wie schwer Frau P. es habe, wirklich nahe Beziehungen einzugehen.

Gemäß dem Abstinenzgebot ist es weder professionell, wenn die Therapeutin ihrer Patientin mitteilt, dass sie in einer Partnerschaft lebt, zwei Kinder hat, in den Urlaub nach Spanien fährt und gern Bücher von Juli Zeh liest, noch, wenn sie der sozial einsamen Patientin ein gemeinsames Treffen in einem Café »gewährt«. Das dosierte Einbringen der eigenen Person kann aber beispielsweise darin bestehen, dass die Therapeutin sagt: »Wir sind ja etwa im selben Alter und da vielleicht mit ähnlichen Fragen im Leben beschäftigt.« Auch hier ist das Entscheidende, dass das dosierte persönliche Einbringen entlang der Maßgabe erfolgt, was dadurch für die Patientin und den gemeinsamen Prozess möglich wird.

NEUTRALITÄT Das Konzept der technischen Neutralität geht auf Anna Freud (1984/1936) zurück und bezieht sich in seiner heute gebräuchlichen Form (etwa in den Überlegungen Kernbergs) auf die Forderung danach, für keine der psychischen Instanzen eines Patienten oder einer Patientin oder für keinen Persönlichkeitsanteil Partei zu ergreifen. Es ist damit also keine emotional kühle Neutralität gemeint, sondern eine technische: In der Durchführung der Behandlung soll der Therapeut bzw. die Therapeutin den Betroffenen oder die Betroffene weder zu mehr Impulsivität noch zu mehr Moralität ermutigen oder die psychosozialen Beziehungen des Patienten oder der Patientin »steuern« oder bewerten. Natürlich gibt es hier Grenzen, die in der Regel dort gesehen werden, wo es um (selbst-)destruktives Verhalten geht. Bevor jemand sich selbst schadet oder andere angreift, ist es selbstverständlich die Aufgabe der therapeutisch Tätigen, der Person zu verstehen zu geben, dass sie diese Handlungen nicht ausüben sollte bzw. darf und gegebenenfalls auch eingeschritten wird.

Im Rahmen einer Klinikbehandlung ist das Konzept der technischen Neutralität bedeutend, denn auch hier darf es nicht zu einem manipulativen Vorgehen kommen, auch wenn die multimodale Behandlung es häufig mit sich bringt, konkrete Aspekte der

Lebensführung eines Patienten oder einer Patientin in den Blick zu nehmen – beispielsweise eine ambulant psychotherapeutische Anschlussbehandlung, eine berufliche Wiedereingliederung, eine Veränderung der Lebensumstände o. Ä. Hier kann man zwar sagen, dass verschiedene Berufsgruppen eine unterschiedliche technisch neutrale Haltung einnehmen, versteht man aber das Team als Behandlungssubjekt (Küchenhoff 1998), ist eine relative Abweichung von der technischen Neutralität in der Regel unerlässlich. Ein Mitarbeiter aus dem Sozialdienst beispielsweise wird einer Patientin vermutlich ganz konkret Hinweise geben, was im Hinblick auf das psychosoziale Gesundheitsverhalten (etwa eine berufliche Wiedereingliederung) zu tun ist und somit Handlungsempfehlungen geben, die nicht im eigentlichen Sinn »technisch neutral«, aber trotzdem kongruent mit der Berufsrolle und hilfreich für die Patientin sind.

Trotz aller regressiven Anteile, die eine psychiatrische Behandlung zulässt, ist darauf zu achten, dass die Helfenden ihre abstinente, allparteiliche Berufsrolle nicht aufweichen. Hilfewünsche müssen so beantwortet werden, dass die Betroffenen ihrer Verantwortung für sich selbst nachkommen können.

Übertragung und Institution

Es sollte nicht übersehen werden, dass auch der größere Rahmen, in dem eine Klinikbehandlung stattfindet, in die Betrachtung des Verstehens von Teamprozessen einbezogen werden muss – und damit auch in die Frage möglicher Prozesse von Übertragung und Gegenübertragung. Sowohl hinsichtlich der Patientinnen und Patienten als auch hinsichtlich der Teammitglieder können Übertragungen auf die Institution stattfinden. Das kann sich darin äußern, Spannungen innerhalb der Behandlungsbeziehungen gleichsam »auszulagern«: auf »die da oben«, auf das Gesundheitssystem etc.

Aber auch in einer allgemeineren Form kann die Tatsache, dass eine Krankenhausbehandlung in einem größeren gesundheitspolitischen und oft genug auch wirtschaftlichen Rahmen stattfindet, nicht aus der Betrachtung der Übertragungsprozesse »herausgerechnet« werden. Gerade Teamkonflikte müssen so immer als etwas betrachtet werden, das sich aus drei Quellen speisen kann:

- institutionellen Spannungen,
- Spannungen innerhalb der Teamgruppe sowie
- Gegenübertragungsreaktionen bzw. Spiegelungsphänomenen, die ihren Ursprung in dem haben, was Patientinnen und Patienten in die Behandlung einbringen.

Diese Herausforderung verweist auf den Nutzen von Teamsupervision, um mögliche Spannungen auf den drei genannten Ebenen differenzieren zu können.

BEISPIEL

Einige Mitarbeitende einer psychiatrischen Station thematisieren in einer Teamsupervision Spannungen in der Teamgruppe, die vermeintlich dadurch entstünden, dass »jeder nur an sich selbst denkt«. »Schwierige« Patient*innen würden immer den anderen »zugeschoben« so der Eindruck der Wortführerin. Alle würden versuchen, sich den Arbeitsalltag besonders leicht zu gestalten. So hätten einige eine sehr viel höhere Arbeitslast als andere – das sei der Grund, weshalb man ständig in Streit gerate. Im Verlauf der Supervisionssitzung zeigt sich, dasss während der vergangenen Monate, durch unbesetzte Stellen und ökonomischen »Belegungsdruck«, die Arbeitsbelastung für das Team insgesamt stark angestiegen ist. So kommt in die Diskussion, wie groß der Ärger auf »das Gesundheitssystem« und die weit stärker als früher nach privatwirtschaftlichen Grundsätzen geführte Klinik ist.

Gruppendynamische Prozesse, reale Verhältnisse und eine »Übertragung auf die Institution Klinik« wirken hier zusammen und es ist wichtig, bei der Betrachtung der einen Komponente keine der beiden anderen zu ignorieren.

Die Funktion von Fallbesprechungen

Fallbesprechungen haben in einer Klinik nicht nur eine informative Funktion (im Hinblick auf Vorstellungsanlass, Behandlungsplan, Medikation, Ausgänge o. Ä.), sondern sie sind jener Ort, an dem die Konzeption des Teams als Behandlungssubjekt eingelöst wird, in dem die Übertragungsaspekte, die sich gespalten auf die verschiedenen Elemente des Behandlungsangebots verteilen, zusammengeführt werden können (Storck 2017). Ihre Funktion besteht also darin, Handlungs- als Beziehungsinszenierungen eines Patienten oder einer Patientin zusammenzuführen.

Dabei ist zunächst zu klären, was als »Fallbesprechung« gelten kann. Über einen »Fall« wird im Rahmen einer Klinikbehandlung in verschiedenen Formen gesprochen: mal bei Übergaben, mal in Supervisionen, mal in informellen Verständigungen der Behandelnden untereinander. Im vorliegenden Rahmen besteht der Fokus auf einer zu diesem Zweck vereinbarten Fallbesprechung aller anwesenden Mitglieder eines Teams (Vorschlag einer »strukturierten Fallbesprechung«).

In die Konzeption einer Fallbesprechung fließen verschiedene Konzeptualisierungen ein: allgemeine Überlegungen zur Gruppendynamik, Aspekte der Gruppenanalyse und Gruppentherapie, die Konzeption von Balintgruppen (Überblick bei Loch 1995) oder anderen Intervisionsgruppen und auch die Idee von Spiegelungsprozessen, wie sie in der Supervisionsliteratur beschrieben worden ist.

Spiegelungsprozesse

In psychiatrischen Behandlungen treten immer auch Spiegelphänomene (Kutter 1990a) davon auf, wie ein Patient oder eine Patientin mit dem Therapeuten oder der Therapeutin fühlt. Dieses Erleben drückt sich in Team- und Fallbesprechungen und sogar in Supervisionen aus. Das erlaubt das Bilden von Hypothesen insbesondere über die bislang unerkannten Aspekte der Behandlungsbeziehung. Grundsätzlich sind auch umgekehrte Spiegelungsphänomene möglich, das heißt mit vertauschten Rollen, dass der Patient oder die Patientin in einer Weise vorgestellt wird, die eigentliche ihre Wurzeln in der Beziehung des Therapeuten oder der Therapeutin zum Team und zu den Kolleg*innen hat.

BEISPIEL

Herr Q. ist tiefenpsychologisch fundierter Therapeut in Ausbildung und präsentiert seine Behandlung mit Frau R. regelmäßig seiner Supervisorin Frau S. Die Behandlung stellt sich als kompliziert heraus, Herr Q. weiß manchmal nicht weiter und hat das Gefühl, seine Patientin nicht so gut verstehen zu können. Wenn er den Fall in der Supervision vorstellt, hat er der Supervisorin gegenüber das Gefühl, er müsste einem sehr hohen Anspruch genügen und er kriege es »einfach nicht hin«. Er verhaspelt sich oft und erwartet bereits »vernichtende« Kritik.

Vor dem Hintergrund einer Reflexion von Herrn Q.s Selbstbild und des Supervisionsstils von Frau S. können mögliche Spiegelungsphänomene in den Blick kommen: Beide, Therapeut und Supervisorin, entwickeln die Verstehensidee, dass sich die Patientin Frau R. gegenüber dem Therapeuten Herrn Q. genauso fühlt wie dieser sich gegenüber der Supervisorin: unter Druck, mit hohem Anspruch, einer scharfen Kritik ausgesetzt. Das hilft Herrn Q. dabei, die Therapie hilfreich und empathisch zu gestalten.

Prismatische Auffächerung und Bündelung: Umgang mit Teamszenen

In der Konzeption von Balintgruppen wird das Phänomen der prismatischen Auffächerung beschrieben (siehe etwa Drees 2002), was als eine Weiterführung des Gedankens von Spiegelungsprozessen in einer (Einzel-)Supervision verstanden werden kann. Balintgruppen sind eine Form der kollegialen Intervision und Supervision, für die es zentral ist, dass eine Fallvorstellung durch einen Behandler oder eine Behandlerin derart erfolgt, dass alle weiteren Mitglieder der Gruppe die Möglichkeit haben, ihre Eindrücke zum Fall und der Behandlungsbeziehung mitzuteilen, und so aus den unterschiedlichen Perspektiven verschiedene Aspekte des Falls betrachtet und »zusammengesetzt« werden können.

Mit der Idee einer »prismatischen Auffächerung« ist gemeint, dass sich aus der Behandlungsbeziehung, die sich über die Vorstellung des Falls vermittelt, einzelne Bestandteile auf die unterschiedlichen Mitglieder der Balintgruppe »verteilen«, sodass die verschiedenen Eindrücke, die die Beteiligten äußern, verschiedene einzelne Aspekte deutlich werden lassen.

Für eine Fallbesprechung im Rahmen einer Klinikbehandlung kann nun von einer besonderen Situation gesprochen werden, da zum einen eine Fallvorstellung in der Regel nicht nur durch eine Person erfolgt, sondern unterschiedliche Teammitglieder ihre Eindrücke zusammentragen und entsprechend auch mehr als eine Person den Patienten oder die Patientin kennt bzw. mit ihm oder ihr direkt arbeitet. Zum anderen ist die Auffächerung, die in einer herkömmlichen Balintgruppe erst hergestellt wird, schon im Angebot der Klinik enthalten. Es geht also um eine Bündelung statt einer Auffächerung, sodass ein »Gesamtbild« der Beziehungsgestalt eines Patienten oder einer Patientin erfolgen kann.

BEISPIEL

Herr T. ist in stationärer Behandlung. Nach wenigen Wochen findet eine Fallbesprechung seitens des Behandlungsteams über ihn und seine Therapie statt. Dabei bringen alle Teammitglieder ein, wie sie den Patienten und die jeweilige Behandlungsbeziehung erleben. Der Stationsarzt hat den Patienten ärztlich aufgenommen und berichtet, dass er ihn schamhaft erlebt habe. Die Sozialarbeiterin bringt ein, dass sie Herrn T. als verschlossen erlebe und den Verdacht habe, dass er bezüglich seiner finanziellen und beruflichen Situation noch nicht alles erzähle, was wichtig sei. Der Physiotherapeut erlebt Herrn T. als sehr dankbar für das Angebot und als motiviert für die achtsamkeitsbasierte Körperarbeit. Die Stationspsychologin hat bereits einige Gespräche mit Herrn T. geführt und schildert ihren Eindruck seiner Konfliktscheue und wie er versuche, Spannungen möglichst aus Beziehungen herauszuhalten. Ein Krankenpfleger findet Herrn T. unsympathisch, die Kunsttherapeutin hat ihn direkt ins Herz geschlossen.

In der Fallbesprechung kommen verschiedene Elemente der Behandlungsbeziehungen zum Ausdruck und damit auch der inneren Welt des Patienten, die nun gebündelt ein Gesamtbild ergeben, das der Behandlungsplanung und deren Anpassung dienen kann. Jede Wahrnehmung der Teammitglieder ist legitim und fußt dennoch *auch* auf deren Persönlichkeiten.

Man kann darüber hinausgehend davon sprechen, dass Auffächerung und Bündelung in einer Fallbesprechung zusammentreffen: Jede Schilderung eines Teammitglieds trägt zur Auffächerung bei. Dabei realisiert sich etwas, das ich als »Teamszene« bzw. »Teamkrise« bezeichne, eine Art von Gestalt in einer Fallbesprechung, die in ihrer Gesamtheit im Hinblick auf eine Spiegelung der inneren Welt des Beziehungserlebens seitens einer Patientin oder eines Patienten angesehen wird (Storck 2017).

Beispiele für eine solche Teamszene bzw. Teamkrise wären eine Spaltung innerhalb der Teamgruppe im Hinblick auf einen positiven, zugewandten Blick auf einen Patienten oder einen negativen, ablehnenden Blick auf ihn oder eine überraschend »heitere« Teamgruppe, das kollektive unterschwellige Abwerten einer Patientin, die Dynamik eines Außenseiters im Team oder ein durch Klinikbedingungen »abgelenktes« Team. > Supervision, Seiten 90, 120

Teamdynamiken sind oft nur durch Supervision von außen ausreichend bearbeitbar.

Merkmale einer strukturierten Fallbesprechung

Was sind nun Merkmale einer strukturierten Fallbesprechung (dazu Storck 2017)? Verschiedene Elemente lassen sich benennen:

Klare zeitliche Dauer (etwa 30 Minuten): Ähnlich wie für den Rahmen einer therapeutischen Sitzung erweist es sich als nützlich, Fallbesprechungen auch dann nicht früher zu beenden, wenn die Einfälle zu versiegen scheinen, oder sie auszudehnen, wenn die Diskussion besonders lebendig ist. Auf diese Weise entspricht die Fallbesprechung auch einem therapeutischen Setting und ufert weder aus noch gehen wichtige Einfälle verloren.

Vorab vereinbarte Themen bzw. Behandlungen: Dies ermöglicht es, dass nicht nur die »lauten« oder besonders akut erscheinenden Fälle betrachtet werden, sondern auch diejenigen, die ansonsten eher unbeachtet bleiben bzw. »unter dem Radar fliegen«.

Verpflichtende Teilnahme: Auch diejenigen Personen aus dem Team, die einen Patienten oder eine Patientin nicht kennen bzw. nicht direkt mit diesen arbeiten, haben Einfälle und Eindrücke mitzuteilen, zum Beispiel dazu, wie die Kolleginnen und Kollegen in Relation zum besprochenen Fall erlebt werden. Eine besondere Einschätzung betrifft die Teilnahme von Personen mit Leitungsfunktion, also beispielsweise oberärztliche, psychologische oder pflegerische Leitung.

Meist ist es nützlich, deren Teilnahme im Einzelfall zu klären, es sprechen Aspekte dafür (auch Personen mit Leitungsfunktion sind in der Regel im Patientenkontakt) und Aspekte dagegen (besteht eine Hemmung, gegenüber weisungsbefugten Personen »frei« zu sprechen?).

Einbezug aller Einfälle: Analog zum Nutzen der freien Assoziation, die in der ambulanten (psychodynamischen) Psychotherapie von Bedeutung ist und in der Aufforderung besteht, den freien Einfällen ohne Vorauswahl zu folgen, sollten alle Einfälle zum Fall ernst genommen werden; dabei geht es dann nicht darum, ungefiltert alle Gedanken auszusprechen, aber doch diese auf einen möglichen Bezug zum Fall innerlich zu prüfen.

Beachtung von Gruppenphänomenen: Im Sinne der oben beschriebenen Teamszenen erweist es sich als ertragreich, zu beachten, welche Art von Dynamik sich in der Teamgruppe entfaltet. In einem guten Team sind auch »störende« Beobachtungen wichtig für das Verstehen.

Festlegen einer moderierenden Person: Von Vorteil erweist es sich, wenn eine Person die Fallbesprechung moderiert, die selbst weniger zentral in die besprochene Behandlung involviert ist. Sie nimmt eine moderierende und beobachtende Funktion ein (etwa im Hinblick auf die Teamszene) und übernimmt die Aufgabe eines zusammenfassenden Kurveneintrags im Anschluss an die Fallbesprechung.

Ein Fallbeispiel aus einer Kinder- und Jugendpsychiatrie sei dazu noch beschrieben (Storck & İzat 2023):

BEISPIEL

Die zehnjährige Patientin Dana wird zunächst so beschrieben, dass sie »nervig« sei, »böse dreinschaue«, »nichts Niedliches« habe – es sei schwer, sich in sie einzufühlen oder etwas Liebenswertes an ihr zu entdecken. Nach einiger Zeit finden die Teammitglieder aber auch Worte für andere Anteile des Mädchens und wie es erlebt wird: Sie habe etwas von Ronja Räubertochter oder Pippi Langstrumpf – also Züge eines mutigen, aber vielleicht auch einsamen Mädchens.

Nachdem mit den verschiedenen Facetten des Erlebens gedanklich etwas »gespielt« wird, berichtet die Kunsttherapeutin, dass Dana versucht habe, ein buntes Bild zu malen, aber die Farben seien verlaufen, sodass »das Bild von ihr schlammig« geworden sei. Bringt man beides zusammen, dann entsteht das Bild (und eine daraus entwickelbare Verstehensidee), dass das Lebendige und das Bunte (als Ideenreise), für das Pippi Langstrumpfs Villa Kunterbunt steht, auch Gefahr laufen kann, dass Grenzen und Orientierungen fehlen oder verschwimmen und auch das Selbstbild schwer zu greifen bleibt.

Auch für Fallbesprechungen in kinder- und jugendpsychiatrischen Kliniken ist es also wichtig, dass Teamitglieder ihre freien Einfälle äußern können. In diesem Kontext kann das mit besonderen Hemmnissen verbunden sein: Wer möchte schon seinen Kolleg*innen gegenüber aversive Affekte gegenüber einem Kind äußern? Das zeigt, welches Vertrauensverhältnis in einer Teamgruppe herrschen muss, um auf diese Weise zu arbeiten. Jeder und jede Einzelne braucht das Vertrauen, von den Kolleg*innen nicht für unprofessionell gehalten zu werden. Zugleich bedarf es aber eben auch der Kompetenz, die sich auffächernden Einfälle in einer solchen Weise gegen Ende wieder zu bündeln, sodass möglichst konkrete und hilfreiche Überlegungen zur weiteren Durchführung der Behandlung abgeleitet werden können.
> Vertrauen, Seiten 9, 132, 144

Die Bedeutung von Teamsupervision

Die Art, in und mit Fallbesprechungen zu arbeiten und diese als einen Ort zu verstehen, an dem die Spaltungsübertragungen wieder zusammengeführt und der Anspruch des Teams als Behandlungssubjekt eingelöst werden kann, bedarf gewisser Voraussetzungen. Immerhin ist eine Gefahr darin zu sehen, dass sich in der Fallbesprechung eher eine »Nabelschau« des Teams und seiner internen Konflikte (oder institutioneller Dynamiken und Belastungen) ergibt, statt dass ein Behandlungsfall besser verstanden werden kann.

Als Voraussetzung kann zum einen eine Vertrautheit des Teams mit dieser Art des Blicks auf Behandlungsbeziehungen und den Fall genannt werden, einschließlich der Übung in der Reflexion der eigenen Rolle(n), um so weder das Eigene als Aspekt des Patienten oder der Patientin zu verkennen noch es bei der Betrachtung des Falls allein bei vermeintlichen »Fakten« oder Handlungen zu belassen. Eine weitere Voraussetzung ist das ausreichend vorhandene Vertrauensverhältnis der Teammitglieder untereinander bzw. die offene Kommunikation über interpersonelle Spannungen. Ferner erweist sich eine begleitende Teamsupervision als hilfreich, um in Fallbesprechungen die Eigendynamik des Teams von Spiegelungsphänomenen hinsichtlich der mentalen Welt eines Patienten oder einer Patientin leichter differenzieren zu können.

Auf einer explizit psychotherapeutischen Station sollte das Behandlungsteam regelmäßig eine externe Supervision in Anspruch nehmen. Statt Fälle zu besprechen, werden dann meistens Prozesse in der Gruppe der Behandelnden zum Thema gemacht, etwa angesichts institutioneller Veränderungen (wie des Stellenplans oder der Einführung neuer Abrechnungssysteme), aber auch im Hinblick auf die Beziehungen der Behandelnden untereinander (etwa viele personelle Wechsel, das Verhältnis der Berufsgruppen zueinander).

Die Arbeit mit externen Supervisor*innen hilft dabei, zu erkennen, mit welchen Faktoren »außerhalb« der Behandlungsbeziehung im engeren Sinn es beispielsweise zu tun haben kann, dass mehrere Teammitglieder äußern: »Unsere Patientinnen und Patienten sind so undankbar! Wir schuften hier und die merken gar nicht, wie viel wir leisten!« Vielleicht hat das in manchen Fällen dann mehr mit institutionellen Prozessen zu tun als mit Vorgängen der Übertragung und Gegenübertragung in den einzelnen Behandlungen.

Beziehungsarbeit in den Handlungsfeldern der psychosozialen Versorgung

Bei den im Folgenden erörterten Feldern psychosozialer Hilfeangebote ist jeweils der spezifische Rahmen und Auftrag zu beachten, was unterschiedlich geeignete Vorgehensweisen in der Beachtung und Thematisierung von Übertragungs- und Gegenübertragungsprozessen mit sich bringt. Manche Aspekte (etwa Motivation oder die erforderliche Reflexion der Eigenübertragung) zeigen sich in allen genannten Bereichen, werden aber schwerpunktmäßig dort thematisiert, wo sie von hervorgehobener Bedeutung sind und besondere Beachtung finden sollten.

Home Treatment und Stationsäquivalente Behandlung

Unter »Home Treatment« versteht man die aufsuchende ambulante Behandlung durch ein multiprofessionelles Team im Rahmen der Versorgung von Menschen mit psychischer Erkrankung. Dabei gibt es in der Regel tägliche Kontakte, wodurch die Lücke zwischen einem (voll- oder teil-)stationären Angebot und der ambulanten Versorgung geschlossen werden soll. Das hat offenkundig sowohl motivationsbezogene als auch ökonomische Gründe. Die Stationsäquivalente Behandlung (StäB) meint eine Unterform davon: Hier kann nur für die Dauer des Vorliegens einer Indikation für eine stationäre Therapie ein aufsuchendes Angebot zur Anwendung kommen (siehe Boege u. a. 2020).

In manchen Punkten unterscheidet sich eine Home-Treatment-Behandlung nicht von der Behandlung durch ein Team in einem Krankenhaus, formal ist sie ja auch dort angesiedelt und wird durch die dort Tätigen durchgeführt, also multiprofessionell unter Beteiligung ärztlicher, psychotherapeutischer, pflegerischer oder sozialberaterischer Angebote und Interventionen. Ebenso kann man grundlegend davon ausgehen, dass sich die Dynamik einer Übertragungsspaltung (durch das Team) und einer Spaltungsübertragung (als Tendenz der Behandelten) auch in diesem Feld zeigen kann.

Unterschiede hingegen sind klar im Behandlungssetting zu sehen (zu Hause statt im Krankenhaus), was sich auf die Dynamik der Übertragung auswirken dürfte. Zum einen ist die Behandlung weniger klar gerahmt (im Vergleich zu einem Behandlungsplan in einer Klinik), zum anderen findet die Behandlung sowohl zeitlich als auch örtlich viel stärker an den Lebensalltag angelehnt statt, als es im Krankenhaus der Fall ist. Das kann sich unterschiedlich auf die Übertragung und damit die Gegenübertragung auswirken. So ist etwa denkbar, dass die Übertragung schneller »aktiv« wird (aber schwerer zu erkennen ist), wenn die Behandelnden eher als »Gäste« im gewohnten Lebensumfeld erlebt werden, denen man beispielsweise einen Tee anbietet und denen man – unweigerlich – mehr vom privaten Umfeld zeigt.

BEISPIEL

Die Patientin Frau U. ist einige Wochen in stationärer psychiatrischer Behandlung gewesen, weil sie an Symptomen einer schweren Depression leidet. Anlass der Aufnahme war ein unternommener Suizidversuch. Da es der Patientin im Zuge der stationären Therapie (medikamentöse Einstellung, hilfreiche psychotherapeutische Gespräche im Einzel- und Gruppensetting) nach einiger Zeit besser ging (sie ist nicht mehr suizidal, allerdings ist ihre Stimmung immer noch sehr niedergedrückt und ihr Antrieb schwankend), wurde entschieden, die Behandlung als StäB weiterzuführen. Nun kommen an jedem (Werk-)Tag der Woche Mitglieder des Teams »ihrer« Station zu ihr nach Hause. In diesem Rahmen bespricht eine Ärztin mit Frau U., wie sie sich mit der Medikation fühlt und wie ihre Stimmung ist. Ein Sozialarbeiter bespricht mit ihr die bevorstehende berufliche Wiedereingliederung. Ein Krankenpfleger thematisiert die Selbstfürsorge und wie es Frau U. eigentlich damit geht, jetzt wieder zu ihrem Sportverein gehen zu können. Die Psychotherapeutin nimmt sich Zeit dafür, mit Frau U. über die Selbstwertzweifel zu sprechen. Die meiste Zeit des Tages ist Frau U. gefordert, schrittweise wieder ihren Alltag selbstständig zu bewältigen, wird darin aber engmaschig begleitet und unterstützt.

Frau U. entwickelt den Mitgliedern des StäB-Teams, insbesondere der Psychotherapeutin, gegenüber schnell Gefühle der Unzulänglichkeit. Sie thematisiert: »Sie sehen doch, wie meine Küche aussieht, ganz schlimm. Sie müssen doch denken, dass ich unfähig bin, ein erwachsenes Leben zu führen. Ich würde Sie gern in einer schöneren Wohnung empfangen, aber ich bin ja auch selbst schuld. Wenn Sie gleich wegfahren, lästern Sie bestimmt über mich.«

Versteht man solche Vorstellungen als Übertragungsphänomene, dann kann man sagen, dass sie durch das StäB-Setting eher intensiver und schneller auftreten als in einem stationär-psychiatrischen Setting.

Ebenso ist aber auch denkbar, dass sich Übertragungsprozesse weniger schnell oder weniger zentral zeigen, da der Rahmen nicht so klar gegeben ist, in dem sie gefördert und genutzt werden können.

BEISPIEL

Der Patient Herr V. wird im Rahmen einer StäB weiterbehandelt. Bei ihm geht es viel um die berufliche Wiedereingliederung, um soziale Teilhabe und um die Beziehung zu seiner Frau und den beiden Kindern. Angesichts der zum Teil sehr konkreten

Fragen (wie viele Stunden wird er arbeiten können, wie kann die Beziehung zu seinem 13-jährigen Sohn weniger konfliktreich werden, wie geht er damit um, wenn seine Schmerzen stärker werden) bleiben Übertragungsaspekte eher im Hintergrund, die Beziehungen zu den Mitgliedern des StäB-Teams sind vielmehr von der psychosozialen Unterstützung geprägt, als dass Beziehungsmuster eine vertiefte Beachtung finden.

Ob sich eher die hier zuerst genannte Variante (Übertragungen zeigen sich schneller und deutlicher) oder die zuletzt genannte (Übertragungen spielen aufgrund des weniger klaren Rahmens eine nachgeordnete Rolle) zeigt, lässt sich anhand der Frage, ob das aufsuchende Angebot als stärker mit regressiven oder mit progressiven Bewegungen verbunden erlebt wird, beantworten. Für manche Behandelte wird das Home Treatment einen vorrangig versorgenden und damit unter Umständen regressionsfördernden Charakter haben (jemand »kann nicht anders« und muss zu Hause versorgt werden, statt seine Unterstützung irgendwo anders aktiv in Anspruch zu nehmen), für andere wird es dahingehend die Progression unterstützen, dass die Aufgaben des Alltags auf diese Weise weiterhin bewältigt werden können.

EIGENVERANTWORTLICHKEIT Es ist also gesondert darauf zu blicken, wie die aufsuchende Behandlung durch ein multiprofessionelles Team im Verhältnis zur Eigenverantwortung der Behandelten steht. Dazu kann gerade der Blick auf die Dynamik von Übertragung und Gegenübertragung eine Hilfestellung geben.

In der erwähnten StäB mit Frau U. erleben manche Mitglieder des Behandlungsteams den Impuls, die Patientin nicht zu überfordern und ihr vieles aus der Hand zu nehmen. Ein Krankenpfleger bemerkt in sich die Haltung, ihr beim Aufräumen der Küche »doch einfach schnell ein bisschen zur Hand zu gehen«. Die Ärztin denkt, dass Frau U. mit der beruflichen Wiedereingliederung doch besser noch zwei bis drei Monate warten solle. Der Sozialarbeiter vertritt die Haltung, dass die Patientin doch schnellstmöglich eine Pflegestufe erhalten sollte.

Vor dem Hintergrund einer jeweiligen Prüfung, welche dieser Maßnahmen zu welchem Zeitpunkt eine wirkliche Unterstützung und wann eine solche Veränderung eher eine erschwerende »Schonung« der Patientin wäre, können die Gegenübertragungsimpulse der Behandelnden dahingehend verstanden werden, dass Frau U. möglicherweise andere in die Rolle bringt, für sie zu entscheiden oder zu handeln, wodurch sie selbst aber in der Rolle derjenigen, die »kein erwachsenes Leben führen« kann, zu verharren droht.

Auf der Ebene der Intervention ist zu sagen, dass das Ansprechen möglicher Übertragungselemente in den professionellen Beziehungen im Rahmen von Home Treatment und StäB allenfalls sehr dosiert und beobachtungsnah eingesetzt werden sollte, etwa indem in den Blick genommen wird, wie jemand es erlebt, in den eigenen Räumen unterstützt zu werden, das heißt auch, mit welchen Vorstellungen und Vorerfahrungen von Versorgung jemand zu tun gehabt hat. Aufgrund des spezifischen Rahmens sollte diese Ebene des Gesprächs aber im Hintergrund bleiben und Aspekte von Übertragung und Gegenübertragung sollten zwar beachtet, aber nicht leitend für den psychosozialen Dialog sein.

Arbeit in Beratungsstellen

Die Arbeit in Beratungsstellen hat unterschiedliche Formen. Sie kann familiäre Fragen wie Erziehung und Paarkonflikte, berufliche Schwierigkeiten, Suchtprobleme, Flucht und vieles mehr als Thema bzw. Adressatengruppen haben.

Verglichen mit einer Krankenhausbehandlung, aber auch mit einer ambulanten Psychotherapie gibt es im Kontext von Beratung unterschiedliche Aufträge an die professionell Tätigen, in erster Linie da es nicht, nicht primär oder nicht von Beginn an um einen Auftrag im Sinne der Behandlung einer »Krankheit« geht. Eine Beratung kann andere psychosoziale Belastungen oder Spannungen zum Gegenstand haben und/oder hinsichtlich (psychischer) Erkrankungen präventiv ausgerichtet sein (im Hinblick auf den Schutz vor dem Auftreten einer Krankheit, deren Wiederauftreten, schweren Verläufen etc.).

Hinsichtlich der in Beratungsstellen Tätigen ist von einer Heterogenität der Vorerfahrungen, der beruflichen Qualifikation bzw. Weiterbildung sowie der individuellen Schwerpunktsetzungen in der Arbeit mit Übertragung und Gegenübertragung auszugehen. Manche Personen werden das aufmerksamer beachten und stärkere Vorerfahrungen darin haben, das eigene Erleben der professionellen Beziehung leitend in das Handeln einzubeziehen, andere weniger.

Grundsätzlich ist zu sagen, dass solche Interventionen in der jeweiligen Gesprächsführung, die Aspekte der Übertragung und Gegenübertragung direkt adressieren, oftmals nicht angemessen und/oder für diejenigen, die die Beratung aufsuchen, nachvollziehbar sein werden. Das ist in erster Linie vor dem Hintergrund des Anliegens derjenigen zu betrachten, die das Beratungsangebot wahrnehmen, sowie vor dem Hintergrund des damit verbundenen Auftrags. Auch hier sind natürlich motivationsbezogene Faktoren zu beachten sowie die jeweiligen Zielsetzungen der die Beratung Aufsuchenden.

BEISPIEL

Frau W. wendet sich an eine Familienberatungsstelle und thematisiert gegenüber der Beraterin, dass sie nach einem Weg suche, sich von ihrem Ehemann zu trennen. Er wende physische und emotionale Gewalt an, sie habe lange Zeit gebraucht, um zu erkennen, dass sie sich dem nicht länger aussetzen wolle. Zugleich habe sie Angst, wie er reagieren werde, wenn sie ihm mitteile, dass sie gemeinsam mit dem vierjährigen Sohn ausziehen wolle.

Sie brauche jemanden, der ihr Mut zuspreche und ihr konkret sage, wie sie es anstellen könne.

Hier ist es nicht angezeigt, dass die Beraterin Übertragungsaspekte (etwa die Aktualisierung der Suche nach einer unterstützenden, hilfreichen Mutterfigur, die als Vorbild dienen kann, oder die unselbstständige Rolle, in die Frau W. sich bringt) anspricht oder vertieft, sondern es geht um die konkrete Unterstützung auf der Ebene eines (beraterischen) Arbeitsbündnisses. Das, was Frau W. in der Beraterin auslöst, wahrzunehmen, kann zwar nützlich sein, die Gesprächsführung und Gestaltung des Beratungsprozesses liegen aber auf einer anderen Ebene.

Ein weiterer Aspekt im Beratungskontext ist das häufig nicht ausreichend klar definierte Arbeitsbündnis. Das Ansprechen von Elementen der Übertragung und Gegenübertragung in der professionellen Gesprächsführung ist notwendigerweise auf ein etabliertes Arbeitsbündnis angewiesen. Das gilt auch im Kontext psychosozialer Beratungsangebote, da oft nicht klar ist, ob und in welchem zeitlichen Rahmen jemand, der das Angebot wahrnimmt, zu weiteren Terminen kommen wird. Es ist wenig dienlich, in der Gesprächsführung Übertragungsaspekte einzubeziehen oder einen diesen zugrunde liegenden Prozess womöglich zu fördern, wenn unklar ist, ob es weitere Gespräche gibt (zusätzlich zu den oben angesprochenen Aspekten des Auftrags und der Zielsetzungen der Beratung).

In Settings mit weniger klarer Umgrenztheit in den Rahmenbedingungen und bei nur vagen Terminabsprachen kann die Reflexion möglicher aktualisierter Beziehungsmuster zu einem sinnvollen Hintergrundwissen beitragen. Diese Muster offen anzusprechen und damit auch zu bearbeiten, ist häufig aber nicht möglich oder ratsam.

Arbeit in therapeutischen Wohngruppen

Auch die Arbeit in therapeutischen Wohngruppen oder sozialpädagogischen Feldern (für Jugendliche und/oder psychisch Kranke, für Geflüchtete etc.) weist Überschneidungen mit der Behandlung durch ein Team in einem Krankenhaus auf: Es gibt eine Gruppe derjenigen, die das Angebot in Anspruch nehmen, es gibt eine Betreuung, die mehr oder weniger »rund um die Uhr« gegeben ist, sowie Aspekte der alltäglichen Lebensführung, in die das unterstützende Angebot eingebunden ist.

Allerdings gibt es keinen (direkten) therapeutischen und erst recht nur bedingt psychotherapeutischen Auftrag, der im jeweiligen professionellen Kontakt gegeben ist.

Das kann sowohl für Wohngruppen als auch für andere sozialpädagogische Angebote gesagt werden, etwa für aufsuchende Arbeit mit Jugendlichen und/oder Streetwork. Die stärkere Alltagsnähe in der Zusammenarbeit bringt es auch hier mit sich, dass Aspekte der Übertragungs-Gegenübertragungs-Beziehung hinter solchen der Arbeitsbeziehung, aber auch der Realbeziehung relativ zurücktreten und auch nicht zentral für die professionelle Gesprächsführung sein müssen bzw. sollten.

BEISPIEL

Der Sozialpädagoge Herr Y. arbeitet in einer therapeutischen Wohngruppe für Jugendliche. Viele seiner Klient*innen sind zuvor in einer psychiatrischen Behandlung gewesen, oft weil sie unter den Symptomen einer Störung des Sozialverhaltens leiden, manche komorbid an einer Abhängigkeitserkrankung. Die Beziehungen seiner Klientinnen und Klienten zu deren Eltern sind oft schwierig oder zumindest ambivalent und in den meisten Fällen sollten und können die Jugendlichen nicht mehr bei den Eltern leben, oft geht es um Kindeswohlgefährdung.

Herrn Y. ist klar, dass viele der Jugendlichen mit ihm auch

Konflikte in Szene setzen, in denen es darum geht, sich gegen Autoritäten aufzulehnen oder zu »testen«, ob man auch dann, wenn man sich »danebenbenimmt«, noch auf die Beziehung zählen kann. Er stellt sich den Jugendlichen als ein »greifbares« Gegenüber zur Verfügung, das klare Grenzen vertritt, aber auch Interesse daran zeigt, was in den Jugendlichen vorgeht.

Sein 15-jähriger Klient Julian hat kürzlich unter dem Fenster von Herrn Y.s Büro ein Feuer gelegt und ist erwischt worden. Herr Y. weiß, dass Julian bis vor einigen Jahren von seinem Vater geschlagen worden ist, wenn er »Scheiße gebaut« hatte. Ihm kommt in dem Sinn, dass Julian nun mit ihm genau das (re-)inszeniert: Er benimmt sich daneben und prüft dann, ob und wie er dafür bestraft wird. Herr Y. reflektiert dies. In seiner konkreten Arbeit mit Julian sagt er allerdings nicht »Eigentlich willst du weiterhin prüfen, was dein Vater dir durchgehen lässt, und dabei wünschst du dir doch tief in deinem Innern seine Zuwendung«, sondern vertritt Grenzen im Hier und Jetzt der Realbeziehung, ohne sich abzuwenden. Er zeigt immer wieder deutlich sein Interesse an Julian und seiner Entwicklung, dabei immer wieder auch reflektierend, dass er sich selbst zuweilen als der bessere Vater für Julian sieht.

In diesem Beispiel wird ein weiterer Aspekt sehr deutlich. Auch wenn Übertragung und Gegenübertragung beachtet werden sollten, häufig aber nicht explizit adressiert werden müssen, so liefern die professionellen Beziehungen in primär sozialpädagogischen Feldern die besondere Möglichkeit einer korrigierenden emotionalen Erfahrung. So kann die Erfahrung bereitgestellt werden, in Beziehungen Zuwendung, Schutz, Förderung oder entgegengebrachtes Interesse zu finden bzw. die Einsicht, dass entsprechende Bedürfnisse aufgrund negativer Erfahrungen Ängste auslösen und/oder ambivalent erlebt werden. Dabei sollte die Herkunftsfamilie nicht pauschal abgewertet (was einem Agieren von Gegenübertragungsgefühlen gleichkäme), sondern realistisch betrachtet und auf ihr Potenzial zur Förderung und zur Gefährdung betrachtet werden. Hinsichtlich möglicher Eigen- oder Gegenübertragungen in Wohngruppen und sozialpädagogischen Feldern ist – wie allgemein, hier aber in besonderer Weise – also auf eine Dynamik einer manifesten oder latenten Entwertung zu achten.

Der im vorangegangenen Fallbeispiel erwähnte Sozialpädagoge Herr Y. ist oft mit sehr abwertenden Gedanken zur Herkunftsfamilie von Julian beschäftigt. Beide Elternteile hat er wenige Male getroffen und war danach fassungslos angesichts von deren desinteressierter und unempathischer Haltung ihrem Sohn gegenüber. Manchmal denkt er dann: »Was für Typen! Die sollten kein Kind haben. Wenigstens hat er jetzt mich. Ich bin der bessere Erziehungsberechtigte!«

Da mag Herr Y. recht haben. Wichtig ist jedoch, dass das, was den Kindeseltern zu Recht – und zum Teil ja auch in straf- und familienrechtlicher Hinsicht – zum Vorwurf gemacht werden kann, nicht in eine Spaltungsdynamik führt, bei der die professionelle Beziehung nur eine Art Wettstreit mit der Herkunftsfamilie ist. Julian ist nicht ohne Grund in der Einrichtung und Herr Y. ist ja tatsächlich (auch) dazu da, eine alternative Beziehungserfahrung und Entwicklung zu ermöglichen. Eine entwertende Haltung in der Eigen- oder Gegenübertragung (wie auch auf der Ebene der Realbeziehung) sollte dann allerdings umso mehr reflektiert werden. > Therapeutische Gemeinschaft, Seiten 67 f.

Übertragung und Gegenübertragung in Klinikschulen

Psychodynamische Überlegungen zur Pädagogik haben eine lange Geschichte (siehe dazu Hierdeis 2016), darin nehmen konkrete Überlegungen zu Prozessen von Übertragung und Gegenübertragung in

Klinikschulen nur einen kleinen Teil ein, sollen hier aber als ein Feld der pädagogischen Arbeit unter Einbezug von Aspekten des Beziehungsgeschehens aus psychodynamischer Perspektive betrachtet werden.

Der Überschneidungsbereich zwischen Schulpädagogik und psychosozialer Beziehungsgestaltung in einem psychiatrischen Kontext verdient eine gesonderte Betrachtung. Lehrkräfte in einer Klinikschule haben es strukturell mit einer besonderen Aufgabe und Herausforderung zu tun, nämlich zum einen mit dem Ineinandergreifen aus Wissensvermittlung und »Bildung« im Sinne der Förderung kognitiver und psychosozialer Kompetenzen, was schulpädagogisches Arbeiten immer schon mit sich bringt. Zum anderen tritt die Aufgabe eines achtsamen Umgangs mit Schülerinnen und Schülern in einer besonderen Belastungslage und einem besonderen Umfeld hinzu.

Hinsichtlich der Überlegungen zur Bedeutung von Übertragung und Gegenübertragung im Umgang mit Schülerinnen und Schülern durch eine Lehrkraft erscheint beachtenswert, in welcher Weise sich Inszenierungen des Blicks auf und Umgangs mit »Autoritäten« aufseiten von Schülerinnen und Schülern zeigen: Ist jemand besonders eingeschüchtert, besonders provokant, besonders anleitungsbedürftig, besonders auf ein wechselseitiges Vertrauen ausgerichtet o. Ä. Unter Umständen verlagern sich auch Gefühle und Spannungen, die sich in der Arbeit in den übrigen Behandlungsbeziehungen ergeben haben, auf das Feld der Klinikschule, etwa eine aggressive Auseinandersetzung, ein Gefühl der Überforderung und vieles mehr. Dabei ist entscheidend, dass sich solche Überlegungen auf beiden Seiten als wichtig erweisen, also auch auf der Seite der Lehrkräfte und deren Eigen- wie Gegenübertragung.

BEISPIEL

Frau Z. ist Lehrerin in einer Klinikschule, viele ihrer Schülerinnen und Schüler sind 17 Jahre alt – genauso alt wie ihre eigene

Tochter. Diese befinden sich in einer intensiven psycho- und soziotherapeutischen Arbeit im Rahmen ihres Klinikaufenthalts, und die Prioritätensetzung und damit die Motivation sind oft nicht allzu groß. Es finden viele Nebengespräche statt, Aufgabenblätter werden nur missmutig und langsam bearbeitet und kaum jemand beteiligt sich aktiv am Unterrichtsgespräch. Frau Z. denkt dann manchmal: »Nee, wirklich nicht, ich habe wirklich genug von denen! Seit Jahren bin ich schon hier, rede und rede, aber nichts kommt an. Die machen, was sie wollen, und haben kein bisschen Respekt vor mir. Bei den Jugendlichen kann ich nichts ausrichten! Ich will nur noch mit Kindern arbeiten!«

Erst nach einiger Zeit bemerkt sie, dass die Beziehung zu ihrer eigenen Tochter hierbei eine große Rolle spielt: Seit diese im jugendlichen Alter ist, vermisst Frau Z. Respekt und Beachtung. Diese Betrachtung der Eigenübertragung (in die sich auch hineinmischen kann, wie Frau Z. selbst sich in der Schule und/oder mit 17 Jahren verhalten hat) hilft Frau Z., mit ihrer – auch real »schwierigen« – Gruppe weniger gekränkt umzugehen. Natürlich ist auch oft ein wesentlicher Faktor, welche Bilder und Erfahrungen Frau Z. mit psychisch erkrankten Jugendlichen gemacht hat.

Zu erwähnen ist ferner, dass die Arbeit unter Einbezug von Übertragung und Gegen- bzw. Eigenübertragung in der Schule nicht zuletzt die kollegiale und die institutionelle Ebene nicht außen vor lassen kann: Es kann zu Spaltungsphänomenen kommen oder dazu, dass institutionelle Dynamiken hinsichtlich Klinikschule und »restlichem« Klinikteam ebenso wie zwischen Bildungssystem und Gesundheitsversorgung in die Arbeit einfließen und mit zu reflektieren sind.

Frau Z. könnte beispielsweise in ein Erleben hineingeraten, zu denken: »Wenn mit diesen Jugendlichen ansonsten in der Schule auch nur etwas feinfühliger gearbeitet worden wäre, statt immer alle Konflikte eskalieren zu lassen, dann wären die nicht in eine solche

Krise geraten und müssten jetzt nicht psychiatrisch behandelt werden! Zum Glück sind sie jetzt bei mir und endlich kann jemand sie auf den richtigen Weg bringen. Gut, dass sie mich haben, besser spät als nie!« Frau Z. mag einfühlsam und ihren Schüler*innen eine große Hilfe sein – aber es zeigt sich hier vermutlich auch ein Spaltungsprozess, in dem die »Regelschule« als Belastung auftritt und die Klinikschule als heilsam. Wenn dies, auch als Eigenübertragung im Spannungsfeld der verschiedenen Institutionen, unreflektiert bleibt, so können sogar die schulpädagogische Arbeit und damit die Behandlungsqualität leiden.

Natürlich kann es auch im Kontext von Eigen- und Gegenübertragung aufseiten von Lehrkräften zu einer direkten oder indirekten Konkurrenz mit Eltern oder anderen Bezugspersonen kommen, sei es in einem manifesten Konfliktgespräch, sei es »gefühlt« im Hinblick auf ein unerkanntes Bemühen, »besser« zu sein als das häusliche Umfeld. Das zu reflektieren, ist als entscheidendes Moment dafür zu sehen, auch Schülerinnen und Schülerin unter Umständen eine korrigierende emotionale Erfahrung zu ermöglichen, das heißt etwa die Erfahrung, für ein Misslingen nicht getadelt und in den eigenen Kompetenzen wahrgenommen und gefördert zu werden.

Frau Z. aus dem Fallbeispiel kann also reflektieren, dass ihr Kränkungsgefühl angesichts der wenig motivierten Klinikschulgruppe zumindest in Teilen aus der Beziehung zur eigenen Tochter oder auch den eigenen Erfahrungen als 17-Jährige stammt. Auf der Grundlage dessen fällt es ihr zum einen leichter, sich in ihre Schülerinnen und Schüler hineinzuversetzen, zum anderen kann sie klarere Grenzen setzen – ihr pädagogisches Handeln erwächst eben nicht aus der persönlichen Gekränktheit, sondern aus der Notwendigkeit, einen Rahmen zu schaffen, den sie selbst zum Unterrichten und die Schüler*innen zum Lernen brauchen.

Von Interventionen seitens der Lehrer*innen, die direkt Übertragung oder Gegenübertragung adressieren, ist auch hier abzusehen.

Der Grund dafür ist der davon verschiedene Auftrag und der Fokus auf die (schulpädagogische) Arbeitsbeziehung, wobei auch diese unter dem Aspekt der Allianz zu betrachten ist. Die vorangegangenen Überlegungen zeigen aber auch, wie eine Reflexion von Übertragung und Gegen- sowie Eigenübertragung ein wichtiger Bestandteil geeigneten pädagogischen Handelns sein kann, um sozusagen »den Kopf frei« zu bekommen hinsichtlich der pädagogischen Arbeitsbeziehung. Aus dieser Perspektive können Lehrer*innen in einer Klinikschule ihre Erfahrungen in der pädagogischen Arbeit, aber auch ihre Reflexion von Beziehungsdynamiken mit einzelnen Schüler*innen, aber auch mit der Gruppe als ganzer, und in Teambesprechungen einbringen und so einen professions- und settingspezifischen Beitrag zum Fallverstehen und zur weiteren Behandlungsplanung liefern.

MENTALISIEREN Der Bereich einer mentalisierungsbasierten Pädagogik (siehe etwa Gingelmaier u. a. 2018) ist ein Entwurf dafür, wie die komplexen Prozesse und erforderlichen Perspektivübernahmen einbezogen werden können (zur mentalisierungsbasierten Sonderpädagogik siehe Link u. a. 2024). Unter »Mentalisieren« versteht man, dass jemand sich das eigene Verhalten und das Verhalten anderer als etwas vorstellen kann, was auf inneren Zuständen (Gedanken, Gefühlen, Absichten) beruht, also auf einer »inneren Welt«. Dieses Vermögen erweist sich als ein wesentliches Element, das bei psychischen Störungen häufig beeinträchtig ist: Jemand denkt nicht über Innerlichkeit nach oder kann dies nur in einer verzerrten Weise tun. Der Ansatz der mentalisierungsbasierten Pädagogik greift den Umstand auf, dass Beziehungsgestaltung ein wichtiger Bestandteil pädagogischer Beziehungen ist, und fördert, insbesondere in interpersonellen Konflikten, das Nachdenken über den anderen. Das betrifft augenscheinlich nicht nur eine Unterstützung des Vermögens von Schülerinnen und Schülern, zum Beispiel in der Regulierung von Affekten, sondern auch das Vermögen von Lehrkräften, sich in ihre Schülerinnen und Schüler hineinzuversetzen.

Wenn der Ansatz der Mentalisierungsförderung hier als Element der Arbeit von Klinikschulen aufgeführt wird, dann soll damit nicht gesagt sein, dass diese Haltung und Ausrichtung der Arbeit in psychosozialen Arbeitsfeldern ansonsten weniger zentral wären. Als ein Aspekt des psychotherapeutischen Arbeitens taucht es in Form der Mentalisierungsbasierten Therapie (Taubner u.a. 2019) auf, ebenso gibt es Ansätze, beispielsweise im psychiatrischen Pflegeteam mentalisierungsbasiert zu arbeiten.

Gesetzliche Betreuung

Eine weitere Herausforderung für die Beziehungsgestaltung in psychiatrischen Kontexten ist im Bereich der gesetzlichen Betreuung gegeben, also dort, wo bestimmte Entscheidungen in der Lebensführung (Gesundheit, Finanzen …) rechtlich an andere Personen abgegeben werden (müssen). Eine gesetzliche Betreuung wird mal von einer vorher bekannten Person, zum Beispiel einem Familienmitglied, und mal von einer »fremden« Person übernommen, was zweifelsohne einen Unterschied im Hinblick auf die Ebene der Übertragungs-Gegenübertragungs-Beziehung macht.

BEISPIEL

Herr A., der an einer schizoaffektiven Störung leidet und wiederkehrende manische Episoden erlebt, hat eine gesetzliche Betreuerin, Frau B., die Entscheidungsbefugnisse im Hinblick auf Finanzen und Gesundheit in seinem Leben ausübt. Das bedeutet, dass Entscheidungen über das Geldabheben und -ausgeben nicht ohne ihre »Aufsicht« erfolgen können und sie auch Befugnisse hat, zum Beispiel einem Krankenhausaufenthalt Herrn A.s zuzustimmen. Zwar stehen Herr A. und Frau B. in einem guten und vertrauensvollen Verhältnis, aber in manchen Momenten hält er ihr ärgerlich vor: »Sie gönnen mir nicht, dass ich es mir gut gehen lasse! Das habe ich mit meinem Vater schon oft genug erlebt. Sie sind auch nicht anders als alle anderen!«

Frau B. erschrickt dann und muss den Impuls in sich reflektieren, dass sie doch eigentlich lieber Herrn A. die Entscheidungen allein überlassen möchte. Die Bewertung, missgünstig oder gar sadistisch zu sein, ist sehr unangenehm für sie. Eine Reflexion der im Erleben von Herrn A. sich wiederholenden Muster (Übertragung) und der emotionalen Antwort darauf bei sich selbst (Gegenübertragung) helfen Frau B., die Balance zwischen Verantwortung für Herrn A. und dessen Selbstbestimmung wiederzufinden.

Im Bereich der gesetzlichen Betreuung sind es motivationale Aspekte, die eine besondere Schwierigkeit darstellen können, weil die Abtretung von Entscheidungsmöglichkeiten ein schwerer Schritt ist, zum einen weil er in manchen Fällen naturgemäß nur bedingt freiwillig erfolgt, zum anderen weil damit immer eine Kränkung verbunden ist, nämlich die, bestimmte Handlungen nicht mehr oder vorübergehend nicht selbst ausüben zu können. Die Tatsache einer gesetzlichen Betreuung stellt damit eine Einschränkung der Selbstbestimmung und Freiheit dar, die sich auf die Beziehungsgestaltung auswirkt.

Gesetzliche Betreuung stellt ferner eine Abhängigkeit der betreuten von der betreuenden Person dar, nicht nur eine reale, etwa was finanzielle Entscheidungen oder im Extremfall die Wahl des Aufenthaltsortes betrifft, sondern auch eine emotionale. Dabei werden unterschiedliche Übertragungsangebote gemacht: ein regressives, in dem Verantwortung abgegeben werden kann; ein entlastendes, in dem Hilfe gefunden wird; ein kränkendes oder eines, das Aggression oder Ohnmacht mobilisiert.

Was hier im Vordergrund steht, bemisst sich neben der Frage danach, wer die Person konkret ist, die mit Betreuungsaufgaben betraut wird, auch daran, in welchem Kontext eine derartige Betreuung steht: Geht es darum, dass jemand durch eine Demenz- oder Psychoseerkrankung in der Lebensführung und Einwilligungsfähigkeit entscheidend und dauerhaft eingeschränkt ist? Geht es um die eingeschränkte Selbstbestimmung von Kindern und Jugendlichen? Auf manche damit verbundene Fragen werde ich weiter unten eingehen, wenn es um den Einsatz von Zwangsmaßnahmen und dessen Auswirkungen auf Übertragung und Gegenübertragung geht. > Zwangsmaßnahmen, Seiten 142 f.

Im Zusammenhang der gesetzlichen Betreuung ist festzuhalten, dass die Interventionen auf der Ebene von Übertragung und Gegenübertragung allenfalls dosiert eingesetzt werden sollten, nicht zuletzt deshalb, weil die Bedingungen, unter denen eine gesetzliche Betreuung erforderlich wird, auf die Überforderung der Betreuten mit bestimmten Aufgaben sowie Entscheidungs- oder Reflexionsprozessen hinweist. Das bedeutet selbstverständlich keineswegs, dass Übertragung und Gegenübertragung (einschließlich der Eigenübertragung) nicht beachtet werden sollten – im Gegenteil: Wo spielen Ohnmacht und Hilflosigkeit, wo Bedürftigkeit und Dankbarkeit eine Rolle? Wird die Betreuung als »Dienstleistung« erlebt und, wenn ja, was bedeutet das? Welche über die konkreten Aufgaben hinausgehenden Fantasien über die betreuende Person sind unter welchen Umständen gegeben? Ebenso wird es von der Seite der Betreuenden von Wichtigkeit sein, die eigenen Gefühle angesichts der konkreten Rolle (Entscheidungen für jemanden zu treffen, auch wenn diese ihm nicht gefallen), aber auch angesichts der damit verbundenen Fantasien der Betreuten und der eigenen Fantasien zu reflektieren.

In der gesetzlichen Betreuung ist aufseiten der Betreuenden eine hohe Flexibilität in ihrer beruflichen Rolle gefordert, sodass es nötig ist, eigene Empfindungen in angemessener Weise zu erkennen und zu reflektieren. Nicht alles davon ist als Gegenübertragung aufzufassen oder auf die ganze zu betreuende Person zu generalisieren.

Coaching und Casemanagement

Die Unterschiedlichkeit in den jeweiligen Aufträgen und Zielsetzungen zeigt sich auch, wenn es um die Beziehungsgestaltung im Rahmen eines Coachings geht (siehe etwa Kretzschmar & Hamburger 2019). Der Begriff des Coachings ist schillernd und umfasst eine hohe Bandbreite an Angeboten (und eine hohe Varianz an professioneller Konzeption). Gemeinsam ist den unterschiedlichen Angeboten, dass auf der Basis einer Analyse von persönlicher, sozialer und institutioneller Gegebenheiten Anleitungen erarbeitet werden, um Ziele und Veränderungen von Individuen, Gruppen oder Institutionen besser erreichen zu können als bisher.

Aus psychodynamischer Perspektive kann darauf hingewiesen werden, dass die Operationalisierte Psychodynamische Diagnostik (Arbeitskreis OPD 2023) mit ihrem Teilbereich der Beziehungsachse es erlaubt, auch Beziehungen im Rahmen eines Coachings in den Blick zu nehmen (Möller & Benecke 2023). Das kann sich zum einen darauf beziehen, Beziehungsmuster zu explorieren, die aufseiten des Coaches oder einer Gruppe eine Rolle spielen, zum anderen, damit verknüpft, auch darauf, die Aspekte des Erlebens und Gestaltens in den Blick zu nehmen, die seitens eines Coaches oder einzelner Mitglieder einer Gruppe im Rahmen der Beziehung zum Coach in Wirkung treten.

Anders als in manchen anderen der in diesem Kapitel diskutierten psychosozialen Tätigkeitsfelder kann für das Coaching gesagt werden, dass, je nach Form und Zielsetzung, durchaus Aspekte aktualisierter verinnerlichter Beziehungsmuster Teil der Gesprächsführung und Interventionen werden können.

Aus den Erkenntnissen zu Coaching und Beratung lassen sich für psychiatrisch Tätige, etwa im Sozialdienst oder in der Bezugspflege, allgemeine Überlegungen dazu nutzen, wie es jemandem zum Beispiel im Bereich der beruflichen Neuorientierung oder Wiedereingliederung ebenso wie im Umgang mit konkreten, auch interpersonalen, Belastungen im Beruf möglich wird, Hilfe zur Selbsthilfe zu erlangen. Auch hier sind gleichwohl die professionellen Grenzen und Zielsetzungen zu beachten, das heißt, dass in einem psychiatrischen Setting kein Coachingprozess im eigentlichen Sinn eingeleitet werden kann.

ERSTKONTAKT Ein psychiatrisch-fachliches (Erst-)Gespräch findet im Zusammenhang anderer Aufträge und Fragestellungen statt, sodass zwar eine empathische Gesprächsführung und das Erkennen impliziter Erwartungen (einschließlich möglicher Aktualisierungen verinnerlichter Beziehungserfahrungen) wichtig sind, aber andere Formen der Gesprächsführung im Mittelpunkt stehen. Das zeigt sich ganz besonders an der Aufgabe, bestimmte Informationen auch schlicht direkt zu erfragen (statt »gleichschwebend« aufmerksam zu sein), um zu einer möglichst konkreten diagnostischen Einschätzung und Behandlungsempfehlung zu kommen.

BEISPIEL

Die achtzigjährige Patientin Frau E. kommt in die ärztliche Sprechstunde von Herrn D. und berichtet von verschiedenen Schmerzen. Sie klagt auch darüber, was ihr alles nicht mehr möglich sei, und verliert sich nach einiger Zeit in Beschwerden über die lauten Nachbarn oder ihren verständnislosen Schwiegersohn. Herr D. spürt einen intensiven negativen Affekt: Er ist genervt von Frau E. und möchte sie am liebsten zurechtweisen, indem er ihr sagt: »So ist es eben im Alter, da führt kein Weg dran vorbei. Dann ruhen Sie sich halt mehr aus und meckern Sie nicht so viel.« Auch ist er versucht, ihr eine Schmerz- und Beruhigungsmedikation anzuraten und sie wieder nach Hause zu schicken.

Ihm fallen diese Gedanken allerdings auf, er reflektiert, in welche Rolle Frau E. ihn bringt (harsch, verständnislos, nicht an inneren

Zuständen orientiert zu sein), und er wägt ab, ob seiner Patientin selbst eine Einfühlung in eigene Emotionen erschwert ist und er davon erfasst wird. Er nimmt Frau E.s Klagen daraufhin anders auf, und es gelingt ihm, mit ihr darüber zu sprechen, wie allein sie sich fühlt und wie überfordert sie mit den Veränderungen in ihrem Leben ist. Er prüft, ob es sich um eine somatisierte Depression handeln könnte, und bespricht mit Frau E., dass sie sich an eine psychotherapeutische Praxis für ein Erstgespräch wenden sollte.

Diese Art von Gespräch findet vor dem Hintergrund dessen statt, dass wenig Zeit zur Verfügung steht und die Regelmäßigkeit der Weiterbehandlung nicht klar ist. Gleichwohl können Aspekte der Beziehungsgestaltung und des Beziehungserlebens hier in relevanter Weise zum Tragen kommen. Es kann darauf geachtet werden, was es für jemanden bedeutet, krank zu sein, sich nicht selbst helfen zu können, auf jemanden angewiesen zu sein etc. Auftrag und Rahmen geben es nicht her, in eine vertiefte Betrachtung von Übertragung und Gegenübertragung auf der Ebene der Gesprächsführung einzugehen. Aber ebenso wie auf eine Reflexion von Aspekten der Eigenübertragung nicht verzichtet werden sollte (etwa dahingehend, dass ein Allgemeinarzt feststellt, dass er suchtkranken Menschen entwertend begegnet, ohne es zuvor gemerkt zu haben), sollte einbezogen werden, wie das Gegenüber das (in diesem Fall ärztliche) Gespräch erlebt. Dann können diese Elemente Teil der Diagnostik, Behandlungsempfehlung und Prognose werden, auch dort, wo es erst einmal um somatische Belastungen und eine entsprechende Behandlung geht.

Außerdem sollte auf die Frage einer psychischen bzw. psychogenen Komponente der Schilderung der Beschwerden eingegangen werden, beispielsweise wenn es um Hypochondrie, somatoforme Störungen (etwa Schmerzen oder Funktionsstörungen) oder andere geht. Auch die Überlegung, ob sich eine Depression im Alter bei manchen Patientinnen und Patienten über den »Umweg« der Schilderung somatischer Belastungen zeigt und die psychogene und/oder emotionale Komponente übersehen wird, sollte erwogen werden.

Gerade in Settings, in denen es weit überwiegend um ein Coaching geht und die Aufgabe keine explizit therapeutische ist, sollte die Gegenübertragung aufmerksam reflektiert werden. Das betrifft aufsteigenden Ärger genauso wie Impulse einer vermeintlich wohlmeinenden Überbehütung.

Praktisches Arbeiten mit dem Drei-Ebenen-Modell

Das Drei-Ebenen-Modell der Arbeit mit Übertragung und Gegenübertragung (Storck 2025a) unterscheidet zwischen den Ebenen: Anbieten einer Beziehung (einschließlich deren Betrachtung in einer »Draufsicht«), Konzeptualisierung des Geschehens und Intervenieren.

In den Feldern psychiatrischen Arbeitens ist die *erste Ebene,* das Anbieten der Beziehung, unerlässlich – und zwar auch dort, wo es auf den ersten Blick vielleicht um etwas anderes geht, etwa um eine gesetzliche Betreuung in finanziellen Fragen oder das Führen eines ärztlichen Gesprächs. Hier ist es ebenfalls lohnenswert, einzubeziehen, was vonseiten der Psychoanalyse als »therapeutische Ich-Spaltung« (Sterba 1934) bezeichnet wurde. Diese besteht darin, ein »authentisches«, also direktes Beziehungsangebot (aus der professionellen Rolle heraus und in dieser bleibend) zu machen und zugleich darauf blicken zu können, welche Art von Beziehung dadurch entsteht, etwa eine besonders hilfsbedürftige, verweigernde etc. Ohne diese reflektierende Betrachtung wird auch der von einem explizit psychotherapeutischen Auftrag unterschiedene Auftrag nicht gut umsetzbar und die jeweiligen Zielsetzungen der professionellen Arbeit werden nur bedingt erreichbar sein.

Die *zweite Ebene,* das Konzeptualisieren der Beziehung und der sich darin zeigenden Muster (womöglich als Aktualisierung verinnerlichter Muster und/oder früherer Beziehungserfahrungen), ist in den psychiatrischen Feldern insbesondere deshalb bzw. dort von Bedeutung, wo die konkrete psychosoziale Arbeit in komplexe Prozesse eingebunden ist: etwa die hilfreichen Beziehungen in Teams oder ganzen Institutionen. Zu konzeptualisieren, weshalb sich dieses oder jenes Phänomen oder Muster in einer professionellen Beziehung zeigt, kann dabei helfen, eben nicht in ein solches Handeln zu kommen, das bestimmte Einflussfaktoren ausblendet, diese unerkannt bleiben lässt oder mit anderen verwechselt. Das Konzeptualisieren kann ferner dabei helfen, in der professionellen Rolle zu bleiben und sich in dieser weiterhin oder erneut empathisch zuzuwenden.

Die *dritte Ebene*, das Intervenieren, hat sich in der psychiatrischen Arbeit als dasjenige erwiesen, das, im Kontrast zu psychotherapeutischen Settings im engeren Sinn, allenfalls dosiert eingesetzt werden sollte. Das hat damit zu tun, dass der Arbeitsauftrag in der Regel zumindest primär kein psychotherapeutischer ist. Mittel der Veränderung ist zwar auch in Teilen die professionelle Beziehungsgestaltung, aber stärker im Sinne einer Veränderung auf einer konkreten Verhaltensebene. Eine korrigierende emotionale Erfahrung steht gegenüber den Einsichtsprozessen in sich wiederholende Muster deutlich im Vordergrund. Das bedeutet, dass die Interventionen in der Gesprächsführung keine deutenden sind oder solche, die Muster bewusst machen sollen, sondern sich – unter Einbezug in eine Einfühlung in das, was sich eventuell wiederholt – daran orientieren, verhaltensnah zu intervenieren.

BEISPIEL

> Frau F. arbeitet im Sozialdienst einer psychiatrischen Klinik. Dort berät sie eine alleinerziehende Mutter mit drei kleinen Kindern. Bei ihrer Klientin nimmt sie immer wieder eine latent anklagende Haltung gegenüber Institutionen wahr, von denen sie sich eher »schikaniert« als unterstützt und auch nicht in ihren finanziellen und emotionalen Belastungen gesehen fühlt. Frau F. hat den Eindruck, dass sich hier, in auch real zum Teil prekären Versorgungsstrukturen, die Enttäuschung ihrer Klientin am Vater ihrer Kinder hineinmischt, vor allem aber auch an den eigenen Eltern, von denen sie sich in ihrer Kindheit bereits »nicht gesehen« und emotional unterversorgt gefühlt hat.

ABBILDUNG 1

Die drei Ebenen der Arbeit mit Übertragung und Gegenübertragung

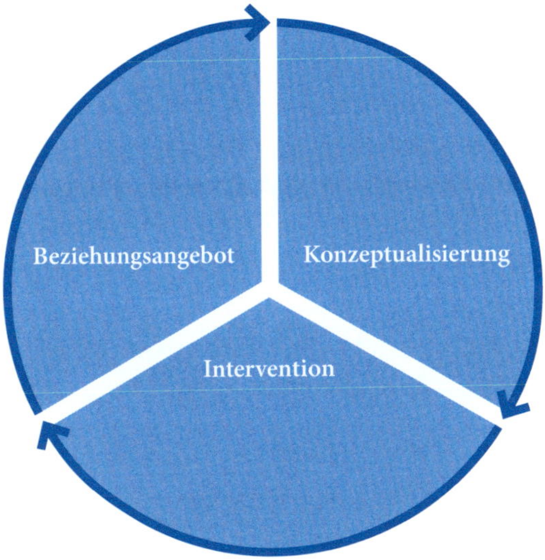

Frau F. sieht, dass diese Empfindungen im Beratungsprozess auch deshalb einen Platz finden, weil sie ein entsprechend offenes Beziehungsangebot macht (Ebene 1: Anbieten der Beziehung). Sie versteht die Klagen der Patientin zwar auch als Element der realen Erfahrungen der Klientin, sieht aber ebenso das wiederkehrende Muster im Erleben der Klientin (Ebene 2: Konzeptualisierung der Beziehung). Allerdings ist es unangemessen, der Klientin im gegebenen Kontext etwas zu sagen wie: »Sie erleben immer wieder Zurückweisungen und sind auf sich allein gestellt. Das macht es Ihnen schwer, anderen zu vertrauen, und Sie werden dann umso verbitterter. Das begleitet Sie schon sehr lange.« Frau F. hat keinen therapeutischen (deutenden) Auftrag. Sie entscheidet sich daher (Ebene 3: Intervenieren) zu einer Ausrichtung der Beratung darauf, wie ihre Klientin heute bei anderen in angemessener Weise Unterstützung einfordern kann. Die Überlegungen zu wiederkehrenden Mustern oder Ambivalenzen bleiben im Hintergrund, formen aber nicht die Interventionen.

Wie sich der Umgang und die Bedingungen des Arbeitens im Drei-Ebenen-Modell in den Feldern psychosozialen Arbeitens von psychotherapeutischen Settings unterscheidet, kann der Blick in einige Besonderheiten zeigen: Der jeweilige Rahmen bestimmt die Arbeit und auch das Maß der Reflexion der Gegenübertragung.

Unterschiedliche Beziehungsangebote und Arbeitsaufträge

Betrachtet man professionelle Beziehungen unter der Perspektive der Arbeitsbeziehung (des Arbeitsbündnisses), der Realbeziehung und der Übertragungs-Gegenübertragungs-Beziehung, so tritt die dritte oben genannte Ebene (Interventionen) zugunsten der anderen beiden deutlich in den Hintergrund. Es wird zwar professionsspezifisch und gemäß dem jeweiligen Auftrag interveniert, aber in der Intervention nicht explizit auf Übertragung und Gegenübertragung Bezug genommen, denn angesichts der spezifischen Aufträge und Zielsetzungen steht die Arbeitsbeziehung im Vordergrund: nämlich eine verlässliche Beziehung bereitzustellen und aufrechtzuerhalten. Es ist also immer die Rahmung des Arbeitsauftrags zu berücksichtigen.

RAHMUNG In vielen psychiatrischen Fällen steht gar kein Auftrag einer Bearbeitung expliziter *Gesundheits*probleme im Vordergrund. Zudem existiert auf einer zeitlichen (Übergangsangebote) oder einer örtlichen Ebene (Home Treatment) kein so fester Rahmen wie in einer ambulanten Psychotherapie. Das verändert das Entstehen und mögliche Bearbeiten von Übertragungs- und Gegenübertragungsprozessen. Umso wichtiger ist, dass eine Art »innerer« Rahmen gegeben wird, um Aspekte der Beziehungsgestaltung zu reflektieren und die entsprechenden Phänomene einordnen zu können. Im Abschnitt zum Drei-Ebenen-Modell habe ich das unter der Perspektive der zweiten Ebene, der Konzeptualisierung, beschrieben. > Konzeptualisierung, Seiten 57, 59, 115

Sofern der »äußere« Rahmen (örtlich und/oder zeitlich) weniger fixiert ist, ist der Einbezug der Aktualisierung von Beziehungs*mustern* nur dann professionell leistbar, wenn ein innerer Rahmen es erlaubt, das eigene Handeln innerhalb der Beziehung angemessen zu verstehen und zu steuern.

BEISPIEL

Frau H. arbeitet in einer Berliner Obdachlosenunterkunft für psychisch kranke Menschen. Die Strukturen und Abläufe ihrer Arbeit werden immer wieder dadurch durcheinandergebracht, dass diejenigen, die die Unterkunft aufsuchen, manchmal für mehrere Wochen abwesend und nicht erreichbar sind, pötzlich aber völlig »heruntergekommen« wieder »vor der Tür« stehen. Manchmal herrscht dann eine gereizte, misstrauische, manchmal aber auch eine von Dankbarkeit geprägte Stimmung.

Manche Schicksale gehen Frau H. sehr nahe. Oft ist sie bei der Arbeit mit einer plötzlich ganz anderen Situation als noch bei der vorangegangenen Schicht konfrontiert. Ebenso gibt es wenig Kontinuität im Kreis der ehrenamtlich Helfenden und die zukünftige Finanzierung des Projekts ist immer wieder prekär. Angesichts dieses oft unklaren äußeren Rahmens ist es für Frau H. umso wichtiger, auf einen guten inneren Rahmen zurückzugreifen. Dabei hilft ihr eine Teamsupervision sowie die eigene fest verwurzelte Überzeugung, eine wertvolle Arbeit zu leisten. Das ermöglicht es ihr, mit Gefühlen der Überwältigung oder Hilflosigkeit besser umgehen zu können.

Gerade in Arbeitsfeldern, die kaum einen wirklich stabilen äußeren Rahmen bieten, ist es für Helfende von großer Wichtigkeit, über einen stabilen inneren Rahmen zu verfügen. Dieser Rahmen hält ihnen die Bedeutung ihrer Tätigkeit präsent, um die unreflektierte Gegenübertragung nicht in hinderlicher Weise prägend werden zu lassen.

Reflexion von Eigen- versus Gegenübertragung

Für die Unterscheidung und Reflexion von Gegenübertragung und Eigenübertragung sind zwei Elemente wichtig: einerseits die »Antwort« auf ein Geschehen, andererseits die eigenen »mitgebrachten« Beziehungsmuster.

Zum einen geht es darum, anhand der Reflexion der Gegenübertragung einen Einblick darin zu entwickeln, welche Art der Beziehung es ist, die zwischen dem oder der professionell Tätigen und dem Gegenüber entsteht – das heißt, in welcher Weise das, was jemand fühlt, als Antwort auf Übertragungsprozesse zu betrachten ist. Das ist natürlich nicht für alle Arbeitsbereiche in gleicher Weise der Fall: Eine Sozialarbeiterin beispielsweise, der mit ihrer Klientin mitfühlt, die nach einem Vorstellungsgespräch für eine Arbeitsstelle eine Absage erhalten hat, erlebt keine Reinszenierung eines verinnerlichten Beziehungsmusters der Klientin, sondern ist schlicht empathisch. Gemeint sind hingegen jene Momente, in denen sich eine eher überraschende, ungewohnte und nicht leicht verständliche innere Reaktion auf das Gegenüber einstellt.

Zum anderen geht es, damit verknüpft, um die Reflexion der Eigenübertragung. Es kann dabei um das Verhältnis zur eigenen Berufsrolle und deren Rahmenbedingungen gehen, aber auch um die eigenen verinnerlichten Beziehungsmuster. Wie oben dargestellt, ist die Ebene der Konzeptualisierung aus dem Drei-Ebenen-Modell hierbei besonders wichtig und kann ohne die Reflexion der Gegenübertragung nicht auskommen, um weiterhin in der professionellen Rolle angemessen zu handeln.

Wer seine Eigenübertragung und seine Gegenübertragung als Reaktionen auf das therapeutische Geschehen auseinanderzuhalten weiß, ist in seiner Arbeit insgesamt weniger anfällig für unangemessenes Verhalten.

Bedeutung von Aus-, Fort- und Weiterbildung

Die Reflexion von Eigen- und Gegenübertragung als Prozess in einer psychiatrischen Hilfeleistung wird erleichtert durch entsprechende Aus-, Fort- oder Weiterbildungsangebote, die auf professionelle Beziehungsgestaltung, Gesprächsführung und Selbsterfahrung abzielen. Es geht darum, zu wissen, welche »blinden Flecke« oder »privaten Filme« bei einem selbst vorhanden sind, um zu ermöglichen, Prozesse innerhalb der professionellen Beziehung leichter in den Blick zu nehmen und angemessen zu handeln. Je nach Berufsgruppe und Tätigkeitsfeld kann das unterschiedlich aussehen, in Form einer psychotherapeutischen Aus- oder Weiterbildung, einer fachärztlichen oder fachpflegerischen Weiterbildung etc. Auch Elemente der Selbsterfahrung im nichtprofessionellen Kontext können dazu genutzt werden.

Dabei ist zu beachten, dass es nicht – das sei noch einmal betont – um eine »Tilgung« von Konflikten oder bestimmten Reaktionsmustern geht (so etwas würde der direkten Begegnung mit dem Gegenüber in einer professionellen Beziehung wohl eher im Weg stehen), sondern darum, zu erkennen, wann man vor dem Hintergrund der eigenen Biografie, Lebenssituation oder des Blicks auf die eigene Tätigkeit auf eine Weise reagiert, die nicht das Gegenüber hervorgerufen hat, sondern die ihre Gründe in der individuellen mentalen Verfassung und Biografie aufseiten der professionell Tätigen hat.

SUPERVISION Die Reflexion von Eigen- und Gegenübertragung sowie die Möglichkeit der Konzeptualisierung dessen, was in der professionellen Beziehung passiert, muss nicht allein auf der Grundlage von Aus-, Fort- und Weiterbildung erfolgen, sondern kann auch in Strukturen von Intervision oder Supervision stattfinden. Beides erfolgt sowohl im Einzelsetting als auch bezogen auf Teamgruppen oder bestimmte Mitarbeitergruppen einer Einrichtung. > Teamdynamiken, Seiten 82 f.

Hier ist zwischen Fallsupervision und Teamsupervision zu unterscheiden, wobei beides oft im Wechsel erfolgt. Auch auf diese Weise kann es erleichtert werden, insbesondere die Gruppenprozesse oder Aspekte, die mit der Institution zu tun haben, besser in den Blick zu bekommen, als wenn es Einzelne oder das Team ohne externe Unterstützung leisten müssen. > Übertragungen auf Institutionen, Seiten 83 f.

Bei der Arbeit an Gegenübertragung und Eigenübertragung ist es nicht das Ziel, diese »wegzumachen«, sondern sie für die eigene Arbeit zu nutzen!

Herausforderungen bei unterschiedlichen Personengruppen

Arbeit mit Kindern und Jugendlichen

Führt man sich vor Augen, dass das Auftreten von Übertragungsprozessen insofern als etwas Allgemeingültiges und ubiquitär Vorkommendes einzuschätzen ist, als sich darin zeigt, dass und wie sich verinnerlichte Beziehungsmuster im aktuellen Erleben abbilden, dann wird deutlich, dass es auch bei Kindern und Jugendlichen dazu kommt, eine aktuelle Beziehung im Licht anderer zu erleben (siehe etwa Mühl 2016).

»Infantile« Muster des Beziehungserlebens bei Kindern und Jugendlichen liegen weniger lange zurück als bei einer erwachsenen Person, sodass man von einer stärker »horizontalen« Übertragung sprechen könnte: Wenn etwa ein zwölfjähriger Junge andere Beziehungserfahrungen mit seinem Lehrer in Szene setzt, etwa indem er ihm vorwirft, »immer nur zu motzen«, und dahinter eine Aktualisierung der Beziehung zum Vater gesehen werden kann, dann ist das nicht die Wiederkehr eines früheren Beziehungsmusters, sondern eines, das zur selben Zeit im Leben des Jungen von Bedeutung ist. Das kann dazu führen, dass Reinszenierungen in einer aktuellen Beziehung weniger unbewusst sind und die Gründe dafür weniger abgewehrt werden müssen oder können.

ENTWICKLUNGSSTAND Das ist zudem vor dem Hintergrund der sich vollziehenden emotionalen, kognitiven und sozialen Entwicklung zu betrachten sowie der sich noch entwickelnden Persönlichkeit. Es geht, so könnte man sagen, zwar auch um eine neue emotionale Erfahrung, aber etwas weniger um eine »korrigierende«, sondern um eine erstmalige bzw. begleitende emotionale Erfahrung, die noch etwas mehr Einfluss auf die psychische Strukturbildung hat. Das verweist unter anderem auf den Nutzen einer aktiveren professionellen Rolle (und den Einfluss der Realbeziehung) und damit zugleich auf die hohe Bedeutung der Reflexion der Gegenübertragung. Da die psychosoziale Arbeit mit Kindern und Jugendlichen oft deshalb erforderlich wird, weil ein Familiensystem auf unterschiedliche Weise belastet ist, kann es sich als eine Gefahr darstellen, in der professionellen Beziehung vorrangig die bessere Elternfigur sein zu wollen, ohne die sich darin vermittelnden Übertragungs- und Gegenübertragungsaspekte zu erkennen.

Werden die aus Eigen- und Gegenübertragung entspringenden Handlungsimpulse nicht erkannt und reflektiert, dann droht ein Handeln, das den professionellen Rahmen verletzt. In der Arbeit mit Kindern und Jugendlichen besteht eine besondere Gefahr darin, in eine latent abwertende und/oder sich selbst überhöhende Haltung zu geraten.

Damit soll natürlich nicht gesagt sein, dass etwas daran falsch wäre, einem belasteten jungen Menschen eine gute Erfahrung zu ermöglichen – aber die beziehungsorientierte Arbeit erfordert die Reflexion dessen, was sich szenisch in der Beziehung vermittelt. Auch die Gegenübertragung ist in besonderer Weise auf das Lebensalter bezogen und oft mit spezifischen Eigenübertragungen verknüpft, wenn zum Beispiel Erfahrungen der professionell Tätigen mit eigener Elternschaft oder den Wünschen danach aktualisiert werden.

Eine spezifische Herausforderung für die Beziehungsarbeit und die Reflexion von Übertragung und Gegenübertragung stellt sich außerdem angesichts der in der Regel einzubeziehenden Arbeit mit den Angehörigen und/oder anderen Beteiligten des psychosozialen Hilfesystems. In der Arbeit mit Angehörigen sind die vielfältigen (und unterschiedlichen) Beziehungsmuster, die auftauchen, zu beachten und zu reflektieren.

BEISPIEL

Frau I. ist Kinder- und Jugendlichen-Psychotherapeutin in ambulanter Praxis. Immer nach vier Therapiesitzungen mit ihrer 13-jährigen Patientin Julia führt sie ein Gespräch mit beiden getrennt lebenden Elternteilen, jedoch ohne ihre Patientin. Julia äußert oft einerseits die Sorge, dass Frau I. den Eltern »einfach alles, was ich hier sage« weitererzähle, andererseits benennt sie ihren Wunsch, Frau I. möge den Eltern »endlich mal beibringen, wie man mit mir umgeht«.

Frau I. befindet sich in einer schwierigen Situation: Sie will und sollte die Therapiebeziehung und das darin vertraulich Geäußerte schützen und verspürt auch eine Loyalität gegenüber Julia. Zugleich ist es Teil ihrer Aufgabe, den Eltern ein Verständnis ihrer Tochter zu ermöglichen. Entsprechende Aufträge an sie werden auch vom Mädchen selbst an sie herangetragen. Seitens beider Eltern erlebt Frau I. eine Reihe von teils expliziten, teils impliziten Aufträgen: Sie soll die Tochter »in die Spur bringen«, sie soll Verständnis für jeden der Elternteile haben, sie soll sich aber auch nicht »einmischen«, was in den Augen der Eltern eigene Inkompetenz ausdrücken würde.

Frau I. löst die Schwierigkeiten darüber, dass sie die verschiedenen Aufträge und ihre eigenen inneren Reaktionen darauf reflektiert und in angemessener Weise zum Thema macht. Es hilft ihr, sich daran auszurichten, in welcher Weise für Julia eine unterstützende und empathische Entwicklung möglich wird bzw. bleibt. Aufgrund dessen kann sie konkret ihr professionelles Handeln und die Gesprächsführung anpassen.

HILFEPLANKONFERENZEN Im Fall einer Beteiligung mehrerer Institutionen des psychosozialen Hilfesystems ergeben sich ähnliche Prozesse im Hinblick auf Übertragung und Gegenübertragung, wie sie oben bezüglich der Arbeit in der Teamgruppe einer Klinik beschrieben worden sind – allerdings mit dem Unterschied, dass einerseits zumindest außerhalb einer Einrichtung (Klinik, Wohngruppe) keine kohärente Teamstruktur besteht und andererseits verschiedene Zielsetzungen zusammentreffen. In einer Hilfeplankonferenz der Jugendhilfe beispielsweise kommen verschiedene Personen zusammen, die über die vertretenen Institutionen und Funktionen unterschiedliche Rollen und Aufgaben erfüllen. Es ist hilfreich, hier auch darüber nachzudenken, wer welche Art von Position vertritt: Gibt es die Zuschreibung von jemandem als »Sündenbock« (Eltern, Wohngruppe, psychiatrische Klinik, Jugendamt)? Gibt es offene oder verdeckte Konkurrenzen? Wann entfaltet sich die Dynamik eines Jugendlichen oder einer Familie in der Gruppe der Hilfeplankonferenz?

In der psychosozialen Arbeit mit Kindern und Jugendlichen ist ferner zu beachten, dass die sich vermittelnden Beziehungsaspekte, und zwar sowohl auf der Ebene der Arbeitsbeziehung als auch auf der Ebene von Übertragung und Gegenübertragung, über dieses Altersspektrum hinweg sehr unterschiedlich sind – oder sich sogar bei unterschiedlichen Personen trotz desselben Alters ganz verschieden präsentieren, nämlich gemessen am Entwicklungsstand. Mal vermitteln sich die eher progressiven und/oder abgrenzenden Elemente in die Beziehung, mal die eher regressiven.

Die Übertragungen von Kindern und Jugendlichen in Hilfesettings sind noch keine lange eingeübten Muster, sondern sind meistens ein Abbild der aktuellen Beziehungen zu den Eltern und somit in besonderer Weise sehr virulent. Vorsicht ist daher geboten vor der Gegenübertragung, die besseren Eltern sein zu wollen.

Arbeit mit Familien und Paaren

Die Arbeit mit Familien oder Paaren kann in unterschiedlichen Settings erfolgen, meist jedoch im Rahmen einer Psychotherapie oder

Beratung durch eine einzelne professionell tätige Person, sodass auch Fragen nach Übertragung und Gegenübertragung unter dieser Perspektive betrachtet werden müssen (siehe Reich & von Boetticher 2020). In Mehrpersonensettings gestalten sich diese entsprechend vielschichtig.

Grundsätzlich gilt das Prinzip der therapeutischen Allparteilichkeit, das gleichwohl von Dynamiken der Übertragung (und Gegenübertragung) herausgefordert werden kann. Die Balance zwischen den drei Elementen einer professionellen Beziehung, nämlich die Realbeziehung, das Arbeitsbündnis und die Übertragungs-Gegenübertragungs-Beziehung, sind in diesen Kontexten üblicherweise stark zur Ebene des Arbeitsbündnisses verschoben, wodurch keine Vertiefung von Übertragungsprozessen angestrebt wird, sondern insgesamt eine stärker anleitende und/oder strukturierende Arbeitsweise zum Tragen kommt. > Arbeitsbündnis, Seiten 9, 13, 67

Im Kontext einer Familientherapie oder -beratung ist allgemein die Schnittstelle zwischen psychoanalytischen Konzepten und systemischen zu beachten (siehe etwa von Sydow 2025), wenn es um die Reinszenierungen und Zuweisungen von Rollen geht. Die professionell tätige Person kann gegenüber dem Familiensystem dabei beispielsweise als Bedrohung für die (fragile) Stabilität angesehen werden, aber auch als eine »Retterfigur«. In beiden Fällen ginge es dann eher um eine Form der Übertragung, welche die Familie als ganze auf die professionelle Person vornimmt, oft geht es dabei auch gerade um durchaus bewusste Aspekte und Rollenerwartungen.
> Reinszenierungen, Seiten 121 f.

Hinzu kommen einzelne Übertragungsaspekte, die von den jeweiligen Mitgliedern einer Familie ausgehen und für die nur schwer eine allgemeine Ausrichtung beschrieben werden kann. Natürlich ist es denkbar, dass eine weibliche Familientherapeutin als Konkurrenz der Mutter erlebt wird oder dass sich seitens des Sohnes der Familie ein Loyalitätskonflikt zwischen dem männlichen Familientherapeuten und dem Vater ergibt. Allerdings sind Übertragungsprozesse auch hier stark von den jeweiligen Personen und Rollenerwartungen abhängig.

BEISPIEL

Herr J. arbeitet als Familientherapeut. Zu ihm kommt eine Familie bestehend aus Mutter, Vater, einer 16-jährigen Tochter und einem 14-jährigen Sohn. Anlass der Vorstellung ist, dass in der Folge einer schweren Erkrankung der Mutter etwa ein Jahr zuvor familiäre Konflikte entstanden sind, vor allem zwischen dem Vater und der Tochter. Beide »können einfach nicht miteinander reden«, durch die krankheitsbedingte Abwesenheit seien mehr alltägliche Aufgaben allein beim Vater »hängen geblieben«, dieser sei daraufhin strenger mit den Kindern gewesen und habe von diesen mehr Mitarbeit und Initiative verlangt.

Beide Kinder hätten darauf aber eher trotzig und abweisend geantwortet. Die Tochter habe dann sogar manchmal bei der Mutter im Krankenhaus angerufen und sich »beschwert«. Zwar ist der Zustand der Mutter nun stabil, aber es stehen noch einige Nachuntersuchungen an. Die Konflikte haben gleichwohl Bestand und stellen auch für die Mutter eine zusätzliche Belastung dar.

Herr J. hört den vier Personen aufmerksam zu und achtet darauf, dass die Perspektiven aller genügend Aufmerksamkeit finden. Besonders liegt ihm daran, »Wir-Aussagen« zu hinterfragen, etwa in »Wir mögen es zu Hause ruhig« oder »Wir machen gern Ausflüge«. Nach zwei familientherapeutischen Sitzungen bemerkt Herr J. eine diffuse Sorge und Anspannung an sich. Zunächst denkt er, dass sich darin die immer noch vorhandene Konfliktspannung und bevorstehende, aber unterdrückte Streitigkeiten innerhalb des Familiensystems zeigen, dann aber kommt ihm der Gedanke, dass bei all dem Streit verloren geht, dass alle, jeder und jede für sich, in der Familie auch große Angst um die Mutter gehabt haben bzw. immer noch haben. Hinter Wut, Trotz und Streit gehen die Angst und die Trauer verloren. Er thematisiert dies vorsichtig, und tatsächlich kommt so mehr Lockerung ins Familiensystem.

Es lassen sich einige besonders erforderliche Aspekte in der Reflexion der Eigen- und Gegenübertragung benennen. Ganz allgemein ist zu sagen, dass auch Aspekte der Eigenübertragung auftreten werden, die sich dann um die eigene Rolle im Familiensystem drehen, sowohl in der Biografie als auch unter Umständen in der gegenwärtigen Lebenssituation der helfenden Person.

Bei der Reflexion im Fallbeispiel stellt sich für Herrn J. allerdings auch eine besondere Herausforderung. Vor etwa zwei Jahren ist sein eigener Vater nach langer schwerer Krankheit in hohem Alter verstorben. Er ist in der Zeit danach in mehrere konflikthafte Situationen mit seinen Geschwistern geraten, die sich nur mühsam verstehen und auflösen ließen. Ein erster Impuls in der Arbeit mit der oben beschriebenen Familie war bei Herrn J., dass er zu den Streitigkeiten über die Verteilung der alltäglichen Aufgaben bei Abwesenheit der Mutter so etwas sagen wollte wie: »Es ist doch wohl unfassbar, dass Sie da nicht zusammenhalten. Jeder muss seinen Teil erfüllen!« Er versteht allerdings, dass dieses Erleben und dieser Impuls aus seinen eigenen Erlebnissen stammen, nämlich aus Gesprächen mit den Geschwistern über ungleich verteilte Aufgaben in der Pflege des Vaters und all dem, was nach dessen Versterben zu regeln war. Diese Eigenübertragung kann Herr J. erkennen und reflektieren, was ihm einen Zugang dazu liefert, eigene Anspannung auch als Ergebnis der abgewehrten Angst, die Mutter zu verlieren, seitens der Familie zu verstehen, mit der er arbeitet.

ALLIANZEN Ferner sind etwa verschiedene Allianzbildungen denkbar (»Allianz« hier nicht im Sinne des professionellen Arbeitsbündnisses, sondern im Sinne des »Verbündens«), in welche die Person, die professionell mit einer Familie arbeitet, »hineingezogen« werden kann: etwa mit einem Elternteil »gegen« einen anderen, mit beiden Eltern gegenüber einem als »schwarzes Schaf« erlebten Kind der Familie, mit einem Jugendlichen gegen die »verständnislosen« Eltern etc. Wichtig ist dabei, diese Zuweisungen (und die eigenen emotionalen Antworten darauf) zu erkennen und zu reflektieren, um sie auf eine hilfreiche Weise thematisieren zu können.

Eine weitere Herausforderung kann darin liegen, dass die professionell tätige Person in eine Position gerät, auf die Spannungen, Konflikte oder negative Gefühle externalisiert werden, sodass das Familien- oder Paarsystem zunächst entlastet ist. Diese Gruppendynamik sollte aber ebenfalls reflektiert werden, um das auf diese Weise Externalisierte schrittweise angemessen integrieren zu können.

BEISPIEL (FORTSETZUNG)

Herr I., der hinter den zunehmenden Konflikten die Angst davor, die Mutter zu verlieren, erkannt hat, stößt im Verlauf auf eine weitere Schwierigkeit. Zwar wird besprechbar, dass die emotionale Belastung durch die Erkrankung der Mutter eine Anspannung und Reizbarkeit bei allen mit sich gebracht hat, aber es zeigt sich im Verlauf des Arbeitens auch, dass sich alle vier Familienmitglieder darauf »einzuschießen« scheinen, dass die ärztlich Behandelnden im Krankenhaus, in dem die Mutter war, unempathisch gewesen seien und kaum Informationen preisgegeben hätten. Herrn I. fällt auf, dass die Rede immer dann auf Ärzt*innen kommt, wenn es eigentlich darum geht, dass innerhalb des Familiensystems jeder und jede für sich mit der Situation und den begleitenden Gefühlen klarzukommen versucht. Es gelingt ihm, dies als eine Externalisierung zu benennen: Es geht nicht (nur) darum, dass Ärzt*innen die Gefühle nicht wahrnehmen oder etwas für sich behalten, sondern um die Enttäuschung, innerhalb der Familie mit den anderen nicht gut über die Gefühle sprechen zu können.

Viele dieser beschriebenen Aufgaben und Dynamiken können sich auch in einer Paarberatung oder im Umgang mit Angehörigen zeigen. Da es sich in einer Paartherapie oder -beratung in der Regel um eine »Dreierkonstellation« handelt, stellen sich entsprechende Herausforderungen bezüglich der »Paarbildung«, zumal sich das Paar (oder Elternpaar) in einer Krisensituation befindet, sodass häufig bestimmte Erwartungen an die dritte Person auftauchen. Dabei wird auch das Geschlecht (und das Alter) der professionell tätigen Person von Relevanz sein, wenngleich in unterschiedlich denkbarer Weise.

BEISPIEL

Frau G. arbeitet mit einem Paar aus zwei Frauen. Das Paar hat die Therapie aufgesucht, weil eine der beiden Frauen vor einigen Monaten »fremdgegangen« ist. Zunächst schien es gut klärbar gewesen zu sein, es blieben aber eine Anspannung und ein Misstrauen zwischen den Partnerinnen bestehen. Frau G. erlebt in der Paartherapie nun, dass die eine der beiden Frauen von ihr klar erwartet, den »Seitensprung« zu verurteilen und der anderen Frau zu sagen, dass es an ihr liege, das Vertrauen wieder herzustellen und ihre Treue und Liebe immer wieder zu beweisen. Zugleich erlebt Frau G. seitens der anderen Partnerin, dass diese von ihr erwartet, nicht einfach bloß starre Normen zu vertreten und zu »moralisieren«, sondern auch anzusprechen, dass ein Seitensprung auf eine Schwierigkeit in der Paarbeziehung hinweisen kann. Manchmal fühlt Frau G. sich sogar »angeflirtet«.

Beide Partnerinnen versuchen bewusst oder unbewusst, eine Allianz zur Therapeutin herzustellen, in Teilen reinszeniert sich darüber sogar das Fremdgehen mit einer anderen Frau. Erst wenn diese Beziehungsmuster vor dem Hintergrund der Allparteilichkeit (und Abstinenz) besprochen werden können, ist eine Konfliktlösung möglich.

Ebenso können mögliche Konstellationen auftreten, in denen das Paar wieder zusammenfindet, indem gemeinsam über die professionell tätige Person »geschimpft« werden kann (als eine Form der Externalisierung). Auch diese sind natürlich zu reflektieren und für den jeweiligen Prozess nach Möglichkeit zu nutzen.

In der Gegenübertragung können also Dynamiken der Allianzbildung oder der Externalisierung vorkommen, in welche sich die professionell tätige Person hineingezogen fühlt. Dabei ist der Eigenübertragungsanteil zu reflektieren, der damit zu tun hat, welche eigene Paarbeziehungsgeschichte auf der Seite des oder der Professionellen vorliegt, welche aktuelle Lebenssituation, welcher Blick auf Geschlechterkonstellationen und Paarkonflikte etc.

In einer Paartherapie oder anderen Gesprächen mit einem involvierten Paar stellt der »Druck«, Allianzen einzugehen, eine besondere Herausforderung dar. Die helfende Person sollte ihre eigene Beziehungsgeschichte, die aktuelle Beziehungssituation und auch den Umgang mit unterschiedlichen Geschlechterkonstellationen reflektieren.

Arbeit mit älteren psychisch beeinträchtigten Menschen

Auch die psychosoziale und psychiatrische Arbeit mit älteren Menschen kann in ganz unterschiedlichen professionellen Kontexten und mit unterschiedlichen Zielsetzungen geschehen (siehe etwa Peters & Lindner 2019). In der Arbeit unter Nutzung der professionellen Beziehung und dabei unter gesondertem Einbezug von Übertragung und Gegenübertragung zeigen sich oftmals »umgekehrte« Übertragungsphänomene, also weniger eine Konstellation, in der die professionelle Person in einer Elternrolle erlebt wird, sondern eher in der Rolle eines (gleichwohl erwachsenen) Kindes. Die Alterskonstellation einer Siebzigjährigen gegenüber einem vierzigjährigen Ergotherapeuten legt eine bestimmte Rolleninszenierung nahe. Gleichwohl ist zu sagen, dass Übertragungsprozesse in der Regel stärker sind als demografische Merkmale.

BEISPIEL

Herr K. ist 71 Jahre alt und besucht ein tagesklinisches Programm, seine Therapeutin ist etwa dreißig Jahre jünger als er. Herr K. leidet an Symptomen einer Depression, vor allem an Erschöpfung, Schlafstörungen und einer niedergedrückten Stimmung. Er gibt sich oft für Dinge selbst die Schuld und denkt, eigentlich habe er auch nichts anderes verdient, als einsam zu sein. Mit Wünschen oder Bedürfnissen an andere heranzutreten, ist für ihn sehr schwierig. In der Beziehung zu seiner Therapeutin zeigt sich nach einiger Zeit, dass er sich einerseits Hilfe und Zuwendung von ihr wünscht, sich diese Empfindungen andererseits aber sofort zu »verbieten« scheint, weil er das nicht verdiene. Er komme sich dann gierig vor.

Vor dem Hintergrund der Biografie vermutet die Therapeutin, dass sich hier eine mütterliche Übertragung auf sie als deutlich jüngere Person zeigt: Versorgungswünsche, die durch Selbstwertkrisen oder die Sorge, abgewiesen zu werden, komplizieren sich dadurch. Man kann dies insofern als »umgekehrte« Übertragung verstehen, als die generativen Verhältnisse etwas anderes nahelegen, sich aber ein Muster kindlicher Wünsche bei Herrn K. durchsetzt.

Es treten aber auch andere Momente auf: Herr K. deutet dann an, dass er seine Therapeutin als uninteressiert erlebt – und dabei bemühe er sich doch so, nehme immer den weiten Weg zur Praxis auf sich, neulich habe er ihr sogar einmal Blumen für die Praxis mitgebracht. Und da habe sie sich kaum richtig bedankt! Auch hier erlaubt der Blick in die Biografie und die aktuellen Beziehungen, dass Herr K. eine Übertragung ausbildet, die vor dem Hintergrund der Beziehung zu seiner Tochter verstehbar wird: Herr K. erlebt diese als zurückgezogen, nicht an einem Kontakt zu ihm interessiert und als »undankbar«. Die Therapeutin erkennt diese Hintergründe und berücksichtigt sie in der Arbeit.

Entsprechende Prozesse können auch in Pflegebeziehungen auftauchen, wenn das Ineinandergreifen einer einerseits bedürftigen, andererseits jedoch »Altvorderen«-Position des älteren Menschen noch deutlicher zutage tritt.

Drei weitere Aspekte können sich darüber hinaus als spezifisch für die psychosoziale Arbeit mit älteren Menschen erweisen:

Scham: Es können sich Besonderheiten in der Kohorte ergeben, wenn es um die Inanspruchnahme des psychosozialen Hilfesystems geht, insbesondere für den Bereich der Psychotherapie, der von manchen mit besonderer Skepsis und/oder der eigenen Belastung mit Scham oder Bagatellisierung begegnet wird. Dem steht wiederum unter Umständen ein stärkeres Vertrauen in Autoritätspersonen entgegen, deren Urteil weniger leicht infrage gestellt wird.

Neid: Ein (abgewehrter) Neid auf »die Jungen« kann sich angesichts erforderlicher eigener Trauerarbeit (veränderter Körper, Abschied aus dem Beruf, veränderte soziale Beziehungen, näher rückender Tod) ergeben.

Zweifel: Oder es kann sich ein Zweifel ausdrücken, von den Jungen überhaupt wirklich verstanden werden zu können, angesichts eigener Lebenserfahrungen, welche die Person, deren psychosoziale Hilfe man entgegennimmt, (noch) nicht gemacht hat.

BEISPIEL

Der oben beschriebene 71-jährige Herr K. hat zunächst Schwierigkeiten, sich auf die Therapie mit seiner jüngeren Therapeutin einzulassen. Zum einen erlebt er große Scham angesichts dessen, dass er sich nicht selbst helfen kann. Es ist ihm unangenehm, auf die Hilfe von jemandem, und dann noch jemand Jüngerem, angewiesen zu sein; auch ist sein Bild von psychischen Erkrankungen derart geprägt, dass er es als Stigmatisierung erlebt. Er äußert auch Zweifel daran, ob Reden ihm dabei helfen kann, wieder »zu Kräften« zu kommen oder besser zu schlafen. Es gelingt ihm aber, sich auf die Therapie einzulassen – allerdings gibt es immer wieder Momente, in denen er, verkleidet in Äußerungen wie »Aber da waren Sie ja noch gar nicht auf der Welt« oder »Wie es ist, ein Enkelkind auf dem Arm zu halten, das wissen Sie ja nicht«, seiner Unsicherheit Ausdruck verleiht, ob seine Therapeutin, die bestimmte Erfahrungen selbst noch nicht gemacht haben kann, die für ihn wichtig waren, ihn wirklich verstehen kann.

Vor dem Hintergrund mancher wiederkehrender therapeutischer Phänomene (Altersdepression, somatische oder somatoforme Beschwerden etc.) kann sich sogar etwas einstellen, was bereits als »Gegenübertragungshass« (Deserno 2005) bezeichnet worden ist. Gemeint sind damit Fälle, in denen Hilflosigkeit oder Verzweiflung abgewehrt werden müssen, weil intensivere Gefühle aufseiten des oder der professionell Tätigen auftauchen. Um diese Gefühle zu unterdrücken, kann sogar versucht werden, dem Gegenüber mit besonders viel Schonung zu begegnen.

Auch hier bleibt die Differenzierung von Gegenübertragung und Eigenübertragung von Bedeutung. Das betrifft insbesondere das Verhältnis zu den eigenen Eltern und Großeltern, aber auch die eigene Perspektive auf das Altern und die damit verbundenen Veränderungen oder auf die Endlichkeit des Lebens.

Professionell Helfende werden in der Arbeit mit alten, beeinträchtigten Personen mit ihrem eigenen Verhältnis zu Eltern und Großeltern, aber auch mit dem eigenen Altern und der Sterblichkeit konfrontiert.

Kultursensibles Arbeiten mit Übertragung und Gegenübertragung

Es ist zu beachten, dass sich kultursensibles Arbeiten in psychosozialen Handlungsfeldern nicht als ein abgetrennter Bereich verstehen lässt, etwa derart, dass sich nur in der Arbeit zum Beispiel mit Geflüchteten die Aufgabe einer kultursensiblen Vorgehensweise zeigen würde (Klosinski u. a. 2022). Vielmehr handelt es sich dabei um eine Aufgabenstellung aller psychosozialen und psychiatrischen Handlungsfelder. Eine Reflexion der eigenen, auch »kulturellen« Position ist immer notwendig. Besonders zeigt sich das im Hinblick auf das Erleben oder die Zuschreibung von »Fremdheit« (Storck & Brakemeier 2017). Etwas als fremd zu bezeichnen, ist eine Aussage über ein Verhältnis. Fremdheit ist etwas in Relation zu einer Position, es ist kein statisches Merkmal einer Person oder einer Begebenheit. Etwas als fremd zu erleben, ist damit immer auch eine Aussage über die eigene Position. Eine Rede über »Kultur« und den sensiblen Umgang droht leicht in eine kulturalistische oder stereotypisierende Sichtweise abzugleiten, in der zudem Unterschiede zum »Eigenen« entweder über- oder unterbetont werden.

BEISPIEL

Die in Berlin-Grunewald aufgewachsene Therapeutin Frau L. hat eine Patientin, die aus Brasilien stammt und wegen wiederholter depressiver Episoden die Behandlung aufsucht. Die niedergedrückte Stimmung erfasst Frau L. sehr, lange Zeit hat sie mit ihrer Patientin darüber gesprochen, welchen Einfluss es gehabt hat, das Herkunftsland und Teile der Familie zu verlassen, und in welcher Form ihre Patientin auch Diskriminierungserfahrungen erlitten hat. Es stellt sich heraus, dass die Depression und ihre Ursachen lange vor der Migration vorhanden gewesen sind. Frau L. »erwischt« sich bei dem Gedanken, ihrer Patientin am liebsten sagen zu wollen: »Ach, dann tanzen Sie doch öfter mal Capoeira, das sieht immer so vital und lebensbejahend aus, wenn Leute aus Ihrem Land das machen.« Sie erschrickt vor sich selbst und erkennt, wie sie in Generalisierungen und Stereotypisierungen verfällt.

Die Beachtung solcher Aspekte macht es zugleich schwer, in allgemeiner Weise etwas über kultursensibles Arbeiten in psychosozialen Feldern zu sagen, es soll ja gerade nicht um eine Aussage wie »Syrische Geflüchtete haben Schwierigkeiten, neuen Personen zu vertrauen« gehen, die zwar eine potenzielle Schwierigkeit einfühlend benennen, aber darin doch verallgemeinern oder gar stereotypisieren.

Kultursensibles Arbeiten darin besteht, für Aspekte von Vertrauen und Misstrauen sensibel zu sein, vor dem Hintergrund von Flucht- oder Migrationserfahrungen, vor dem Hintergrund einer nötigen Adaptation in ein anderes psychosoziales Umfeld als das, in dem jemand oder seine Familie groß geworden ist, und nicht zuletzt im Hinblick auf mögliche Diskriminierungserfahrungen, die dazu führen, dass jemand sich mehr schützen muss, als es andere tun. Auch kann sich als Besonderheit ergeben, das »Wissen« des professionell Tätigen über die Herkunftskultur direkt oder indirekt zu prüfen.
> Vertrauen, Seiten 132, 144

EIGENE VORURTEILE Stärker im Zentrum steht gleichwohl die erforderliche Reflexion der Eigen- und Gegenübertragung, in diesem Begriffspaar vermutlich sogar noch mehr die der Eigenübertragung. Neben der Reflexion der eigenen Position (oder Positionalität) bedarf es der Reflexion der eigenen emotionalen Antwort auf etwas, das gegenüber den eigenen Erfahrungen oder der Lebensführung als »fremd« erlebt wird, ohne diese Unterschiede überzubetonen.

BEISPIEL

Herr M. arbeitet mit einer 29-jährigen Patientin muslimischen Glaubens. Sie lebt bei ihren Eltern und ist sehr damit beschäftigt, nur einen Partner zu akzeptieren und heiraten zu können, gegen den ihre Eltern keine Einwände äußern. Zwar sei sie selbst »auf der Suche«, aber es sei völlig ausgeschlossen, vor der Ehe mit dem Mann zusammenzuleben oder Geschlechtsverkehr zu haben. Herr M. ist davon irritiert und in Sorge über seine Patientin, die sich, seiner Meinung nach, in eine schwierige und unglückliche Situation hineinmanövrieren könnte. Er denkt darüber nach, ob die Therapie bei ihm seiner Patientin es nicht ermöglichen müsste, sich mehr vor den aus seiner Warte einengenden Vorgaben der Eltern zu lösen. Allerdings gelingt es ihm auch, seine eigene Perspektive auf Glauben, Familienstrukturen, Autonomie, Sexualität, romantische Liebe und Partnerschaft zu reflektieren – und zu erkennen, wie fremd ihm manche der Lebensentscheidungen und Überzeugungen seiner Patientin und ihrer Familie sind. Das erlaubt es ihm, mit seiner Patientin offener darauf zu blicken, wie sie sich zu ihren Eltern und zu ihrem Glauben stellt.

Eine Beachtung des eigenen Blicks auf Diversität stellt auch eine Möglichkeit dar, sogenannte Mikroaggressionen innerhalb der eigenen professionellen Tätigkeit im psychosozialen Feld zu erkennen und zu vermeiden. Gemeint sind damit subtile, nicht als solche intendierten Zuschreibungen oder Entwertungen.

BEISPIEL

Frau N. hat ein psychotherapeutisches Erstgespräch mit Herrn O., der eine Behandlung bei ihr in der psychiatrischen Tagesklinik aufsucht. Herr O. ist dreißig Jahre alt und leidet an Symptomen einer Agoraphobie. Als der Patient, ein sportlich wirkender Mann mit schwarzer Hautfarbe, davon berichtet, dass er gerade als Barkeeper arbeite, fragt sie ihn spontan: »Haben Sie denn einen Schulabschluss?«

Herr O. antwortet: »Ähm, ja, ich habe nach dem Abitur Jura studiert, aber nach meinem ersten Staatsexamen haben die Ängste begonnen, als ich in einer Kanzlei angefangen habe. Daher habe ich jetzt pausiert.«

Frau N. ist peinlich berührt und reflektiert ihre Nachfrage an ihren Patienten als eine Mikroaggression, nämlich den jungen schwarzen Mann mit Angstzuständen abgewertet und ihm einen niedrigen Bildungsgrad unterstellt zu haben (und dies vor dem Hintergrund bestimmter, auch gesellschaftlich vermittelter Verzerrungen). Ihr fällt auf, dass Sie einen weißen Patienten in derselben Situation vermutlich nicht sofort nach seinem Schulabschluss gefragt hätte. Sie kann so auf den Weg kommen, auch über die Verbindungen der Angstsymptome ihres Patienten mit Erfahrungen von Entwertung und Diskriminierung zu sprechen.

Vor dem Hintergrund solcher fortgesetzter Reflexionen der eigenen Position oder der Eigenübertragung kann dann auch eine Arbeit mit Übertragung und Gegenübertragung erleichtert werden.

DOLMETSCHEN Ein weiterer Aspekt betrifft die Arbeit mit Sprach- und Kulturmittler*innen, sogenannten Dolmetscher*innen (Storck u. a. 2016). Neben vielen anderen Herausforderungen (Schulung der dolmetschenden Person; klare, aber adaptierbare Rollenzuweisungen) ergibt sich aus der »therapeutischen Arbeit zu dritt« (neben der professionell tätigen Person tritt eine weitere hinzu, mal selbst professionell ausgebildet, mal nicht) eine Schwierigkeit, dass die beiden Personen, welche dieselbe Sprache sprechen, einander zunächst einmal näherstehen. Das kann von Vorteil für das Vertrauensverhältnis und das Gefühl sein, verstanden zu werden, aber auch von Nachteil, wenn die geteilte Sprache in der Vergangenheit mit belastenden Erfahrungen und/oder Misstrauen verbunden gewesen ist. Das heißt: Auch die Sprachmittler*innen teilen einige der Erfahrungen und können Schwierigkeiten haben, die Distanz zu halten.

BEISPIEL

Frau P. arbeitet mit aus Syrien Geflüchteten. Da sie selbst nicht Arabisch spricht und ihre Patientin Frau Q. weder Deutsch noch Englisch, wird im Rahmen eines durch Fördergelder finanzierten Programms eine Dolmetscherin, Frau R., einbezogen. Schnell zeigen sich deutliche Hinweise auf eine Traumafolgestörung bei Frau Q., die den Tod naher Angehöriger miterleben musste und von Krieg und Verfolgung dann auch direkt betroffen war. Die Dolmetscherin, deren Eltern ebenfalls aus Syrien stammen, ist oft sehr mitgenommen von den Schilderungen, die sie nicht nur anhören, sondern auch in die deutsche Sprache transformieren muss. Auch in ihren sprachlichen Ausdruck mischen sich eigene Erfahrungen und der Blick auf das Heimatland der Eltern. Frau R. ist froh um die Schulungen, die sie vor der Arbeit im Projekt absolviert hat, und über die Supervision, die den Dolmetschenden zur Verfügung gestellt wird.

Frau Q. ist einerseits erleichtert, dass sie in ihrer Muttersprache berichten kann und dass Frau R. mit ihr in ihrer Sprache spricht, andererseits bringt das Sprechen in und das Hören der Muttersprache die traumatischen Umstände im Heimatland wieder hervor. Die Therapeutin hingegen erlebt sich als ausgeschlossen in den Momenten, in denen Frau Q. auf Arabisch mit der Dolmetscherin spricht, und wenn diese an Frau Q. in arabischer Sprache das weitergibt, was sie selbst ihr am liebsten direkt sagen möchte. Sie hat keine Kontrolle darüber, ob ihre Interventionen mit derselben Bedeutungsfärbung weitergegeben werden, die sie ihnen im Deutschen verleiht. Sie nutzt dieses Fremdheitsgefühl, dass die beiden Frauen sich miteinander verständigen und sie selbst sich außen vor gelassen fühlt (sie muss der Dolmetscherin vertrauen), um sich in Frau Q. einzufühlen, für die dieses Ausgeschlossensein von der Sprache in ihrem Alltag in Deutschland allgegenwärtig ist. Dadurch kann sie einen neuen Zugang zur Patientin gewinnen.

In der kultursensiblen Arbeit erweisen sich die besonderen Personenkonstellationen, deren Sprache und kulturellen Hintergründe als »Komplikation« einer Arbeit mit Übertragung und Gegenübertragung. Diese wird dadurch nicht verunmöglicht, aber es bedarf gesonderter Beachtung und Reflexion.

Übertragungen und Gegenübertragungen in Gruppen

Die psychiatrische Arbeit in Gruppen kann ganz unterschiedlich aussehen. Am besten beschrieben und untersucht sind die relevanten Prozesse im Hinblick auf Übertragung und Gegenübertragung im Bereich der (psychoanalytischen) Gruppentherapie (Staats u.a. 2014). Dort geht es meistens um Gruppen, die durch eine einzelne Person geleitet und in einem räumlich und zeitlich festen Rahmen durchgeführt werden. Dabei wird unterschieden zwischen einer Übertragung auf die leitende Person durch die Gruppe als Gruppe und Übertragungsprozesse der jeweils einzelnen Gruppenmitglieder auf die leitende Person.

Für den ersten Bereich kann die Unterscheidung, die schon Wilfred R. Bion (1971/1961) vorgenommen hat, zwischen einer Arbeitsgruppe und verschiedenen Formen einer »Grundannahmen-Gruppe« herangezogen und die Übertragungsprozesse bzw. die Gruppendynamik in diesem Licht betrachtet werden. Eine Arbeitsgruppe im Sinne Bions ist »arbeitsfähig« im Sinne der in der Gruppe möglichen und angestrebten Veränderungsprozesse: Es wird an den Veränderungen gearbeitet und die Beachtung von Grundannahmen nicht vermieden.

Hinsichtlich der Grundannahmen-Gruppen differenziert Bion zwischen den Formen:

- Kampf oder Flucht,
- Paarbildung (idealisierte symbolische Eltern),
- Abhängigkeit (Leiter*in als Rettungsfigur).

Eine Kampf-oder-Flucht-Gruppe geht entweder zum Angriff über, indem Schuldige benannt und/oder negative Affekte externalisierend auf andere gerichtet werden, oder sie »ergreift die Flucht«, indem, ähnlich angstvoll, nur in die andere Richtung (Rückzug vor einer Auseinandersetzung) gesucht wird.

Eine Grundannahmen-Gruppe, die entlang der Paarbildung strukturiert ist, »wählt« unbewusst zwei Mitglieder der Gruppe als ein idealisiertes Paar aus, das Schutz bietet und die Arbeit anstelle der anderen bzw. stellvertretend in deren Sinn macht – als ein symbolisches Elternpaar, dem man sich überlässt, aber auch unterordnet, wobei im Ergebnis keine (eigene) Veränderung möglich wird.

Beim Modus der Abhängigkeit innerhalb einer Grundannahmen-Gruppen geht es um die passive Erwartungshaltung der Gruppenmitglieder an die leitende Person, der die Aufgabe überantwortet wird, eine Art von Rettungs- oder messianischer Erwartung der Erlösung zu erfüllen als eine besonders mächtige und/oder schützende Figur, gleichwohl aber auf Kosten der eigenen aktiven Veränderungsbereitschaft.

Eine weitere Art, die Struktur von Gruppen im Hinblick auf geteilte Aspekte der Übertragung zu betrachten, kann im Rückgriff auf die Konzepte von Siegmund H. Foulkes (2024) erfolgen, der unter den Bezeichnungen »Gruppenmatrix« oder »Gruppenfantasie« ebenfalls Übertragungsformen der Gruppe als Gruppe beschreibt, und zwar sowohl bezogen aufeinander als auch bezogen auf die leitende Person. In den jeweils eigenen verinnerlichten Beziehungsmustern und den konkreten Interaktionen innerhalb der Gruppe realisieren sich unterschiedliche Erwartungen und Kommunikationsformen. Die leitende Person übernimmt die Aufgabe, etwas davon zu benennen und zum Verstehen anzuregen. Der Umgang damit kann dann, auch in psychodynamisch ausgerichteten Gruppenkonzepten, mal stärker interaktionell, mal analytisch-deutend, mal anleitend sein.

Hier kann die Gegenübertragung einbezogen werden, deren Reflexion beispielsweise dabei hilft, die unterschiedlichen Formen der Grundannahmen-Gruppen wahrzunehmen bzw. die Dynamik zu konzeptualisieren (etwa wenn die leitende Person wahrnimmt, dass sie in einer »rettenden« Form adressiert wird).

EIGENÜBERTRAGUNG Auch die Ebene der Eigenübertragung aufseiten der Gruppenleiter*innen bzw. der Realbeziehung kann hier gesondert betrachtet werden. So sollte beispielsweise reflektiert werden, wenn die gruppenleitende Person, was ja nicht verwunderlich wäre, ganz konkret manche Mitglieder der Gruppe sympathischer findet als andere, damit dies nicht auf der Ebene des Arbeitsbündnisses oder, falls unerkannt, auf der Ebene der Gegenübertragung ihre Arbeit mit allen Mitgliedern der Gruppe beeinträchtigt.

Diese Überlegungen entspringen der Situation einer Gruppenpsychotherapie mit klar bestimmbaren Teilnehmenden, vereinbarter zeitlicher Struktur, klaren Zielsetzungen und Verantwortungsbereichen. In psychiatrischen Arbeitsfeldern sieht es manchmal anders aus, beispielsweise in Wohngruppen oder in der aufsuchenden Arbeit, wo ebenfalls einzelne professionell Tätige mit Gruppen interagieren und entsprechende Prozesse berücksichtigen können und sollten, ohne dass der Rahmen derselbe oder ähnlich klar ist.

Das hat vor allem Konsequenzen für das professionelle Handeln, das sich dann jeweils darin unterscheidet:

- wie diejenigen, die ein Angebot in Anspruch nehmen, die professionell Tätigen im Licht vergangener (oder aktueller) anderer Beziehungen erleben sowie
- in welche Rolle sich die professionell Tätigen gebracht sehen.

Auf der Ebene der Haltung oder der Reflexion der Beziehungen ist die Einbeziehung dieser Betrachtungen nützlich und erforderlich. Betrachtung von Gruppendynamiken kann dabei ein Bestandteil sein.

Arbeiten im Kontext von Zwangsmaßnahmen

Offensichtlich gibt es Situationen in der psychosozialen Arbeit, in denen Entscheidungen getroffen werden müssen, die von den Betroffenen nicht geteilt werden. Das betrifft in der Regel akutpsychiatrische Behandlungen gegen den Willen der Behandelten wie Fixierungen, Zwangsmedikation, aber auch die sogenannte Fremdunterbringung eines Kindes oder Jugendlichen. Dabei handelt es sich, spätestens ab einem bestimmten Punkt im Prozess, um eine richterliche Entscheidung, etwa nach Ablauf der ersten 24 Stunden, während der jemand in einer psychiatrischen Klinik gegen seinen Willen behandelt werden kann, oder auf der Grundlage des Handelns der Polizei oder des Sozialpsychiatrischen Dienstes.

Trotzdem stellen diese Entscheidungen und Handlungen oft einen ernsten Bruch der Arbeitsbeziehung dar, das heißt auf der Ebene der vertrauensvollen Zusammenarbeit oder der interpersonellen Passung. Es stellt sogar ein ethisches Dilemma dar, dass einerseits die Selbstbestimmung eines Patienten oder einer Patientin sowie die Nichtschädigung durch eine Intervention beachtet werden müssen, andererseits das Prinzip der Fürsorge gilt, die in äußersten Fällen darin bestehen kann, jemanden gegen seinen Willen an bestimmten Handlungen (Selbst- oder Fremdgefährdung) konkret zu hindern.

ERHALT DER ARBEITSBEZIEHUNG Neben einer derart entscheidenden Wirkung auf der Ebene der Arbeitsbeziehung kann eine Intervention gegen den Willen auch auf der Ebene von Übertragung und Gegenübertragung betrachtet werden bzw. sich auswirken. Ganz konkret kann es sich um die Aktualisierung von Erfahrungen der Gewalt oder Autonomieeinschränkung handeln, was schnell Übertragungsprozesse auftreten lassen kann. Daher ist auch die Perspektive auf ein mögliches Gegenübertragungsagieren einzubeziehen, etwa dass die professionell Tätigen die Rolle reflektieren sollten, die sie real und in der Übertragungs-Gegenübertragungs-Beziehung einnehmen, wenn es um den Einsatz von Zwangsmaßnahmen geht.

Hier sind beide »Richtungen« eines möglichen Gegenübertragungsagierens einzubeziehen: Das meint sowohl das Ausüben von Gewalt (selbst im Rahmen der angemessenen professionellen Entscheidungen), das Ausdruck einer Eigen- oder Gegenübertragung sein kann, als auch die Vermeidung konsequenter Entscheidungen, die manchmal dem Schutz von Patientinnen und Patienten dienen können.

BEISPIEL

Herr S. arbeitet als Stationsarzt in einer psychiatrischen Klinik. Einer der dort behandelten Patienten ist Herr T., bei dem eine Schizophrenie diagnostiziert wurde. Herr T. ist erstmals in Behandlung, auch ist er noch nicht medikamentös eingestellt. Er ist enorm angespannt. Erst nach und nach wird nachvollziehbar, an welchen paranoiden Ängsten er leidet. Im Rahmen einer Eskalation auf dem Stationsflur, die jedoch nicht körperlich ausgetragen wird und nach der Herr T. grundsätzlich absprachefähig ist, spuckt er Herrn S. ins Gesicht.

Herr S. ist in einer schwierigen Lage. Er muss abwägen, wie er mit der Aggression des Patienten umgeht: Genügt eine verbale Grenzsetzung? Wie geht er mit dieser Provokation und dem in ihm entstehenden Ärger um? Er spürt in sich den Impuls, eine Fixierung anzuordnen, damit Herr T. endlich, wenn auch gegen seinen Willen, eine Medikation erhalten und weniger angespannt sein kann. Entscheidend dafür ist die Reflexion möglicher »Racheimpulse« dem Patienten gegenüber, die nicht handlungsleitend sein dürfen, wenn es um Zwangsmaßnahmen geht.

In jedem Fall ist es unerlässlich, vorgenommene behandlerische Entscheidungen gegen den Willen von Behandelten auf der Ebene der Behandlungsbeziehung sowie auf der Ebene einer Teamgruppe nachzubesprechen.

Nach der Eskalation in einer Behandlung mit nachfolgenden Zwangsmaßnahmen sollten die betroffenen Personen gemeinsam besprechen, wie es zur Maßnahme kam und wie sich der Ablauf aus jeder Perspektive darstellt. Psychiatrisch Tätige sollten dabei Gegenübertragung und auch Eigenübertragung mitreflektieren.

Übertragung, Gegenübertragung und Psychopharmaka

Die Behandlungsbeziehung spielt auch bei der Einnahme von Psychopharmaka eine wichtige Rolle und kann im Hinblick auf Fragen der Übertragung und Gegenübertragung betrachtet werden (Küchenhoff 2016). Die Gabe von Psychopharmaka folgt klaren Indikationen und Leitlinien, hat also einen starken »Realanteil«, das heißt, es gibt im Idealfall jemanden, der über die professionelle Kompetenz und Qualifikation verfügt und um entsprechende Empfehlungen und Wirkungen weiß, es gibt eine diagnostische und therapieplanerische Einschätzung sowie eine Compliance aufseiten derjenigen, die ein Medikament einnehmen (sollen). Insbesondere mit der Compliance ist die Ebene des Arbeitsbündnisses relevant, das selbstverständlich auch in einer psychiatrisch-pharmakotherapeutischen Behandlungsbeziehung von hoher Bedeutung ist. > Arbeitsbündnis, Seiten 9, 13, 67

VERTRAUEN Beides, der Realanteil in einer psychopharmakotherapeutischen Behandlung und die Ebene des Arbeitsbündnisses, sind eng verwoben mit der Ebene von Übertragung und Gegenübertragung, selbst dann, wenn diese nicht expliziter Teil der Behandlung sind und nicht (immer) gesondert betrachtet werden (können). Aber zum einen spielen Übertragungsaspekte eine wesentliche Rolle bei der Compliance, etwa wenn Übertragungen beeinflussen, ob dem Arzt oder der Ärztin vertraut wird, ob ihm oder ihr »zuliebe« einer Empfehlung gefolgt wird etc. Zum anderen kommen Übertragungsprozesse auch im Verhältnis zum Medikament selbst zum Tragen: Welche Fantasien gibt es über das »Objekt Pille«, das man einnimmt? Sind sie positiv oder ablehnend? Zeigt das Medikament an, dass man selbst etwas nicht »hinkriegt« ohne eine chemische Beeinflussung? Ist es mit Fantasien der emotionalen oder körperlichen Abhängigkeit verbunden? Wird es als »letzte Rettung« erlebt? Wird in Richtung des Psychopharmakons etwas externalisiert und somit aus der Beziehungherausgehalten (Ängste, Hoffnungen etc.)?

In diesem Spannungsfeld zwischen dem »Übertragungsobjekt Mediziner*in« und dem »Übertragungsobjekt Medikament« entsteht also ein spezifisches Feld unterschiedlicher Konstellationen von Übertragungen. Wird der Arzt als jemand erlebt, der »nicht mehr weiterweiß« und auf das Medikament ausweicht? Wird die Ärztin als Retterin erlebt, die das Heilmittel bereitstellen kann? Gibt es Spaltungen zwischen beiden, ist Arzt oder Ärztin gut bzw. hilfreich oder ist es das Medikament? Sind die medizinische Person und das Psychopharmakon alternativ zwei hilfreiche Objekte?

Auf dieser Linie lassen sich auch Eigen- und Gegenübertragungen aufseiten jener Person diskutieren, die ein Medikament verschreibt. Ist es Zeichen der erreichten eigenen Grenzen der Beziehungsarbeit? Ist es der erforderliche Verzicht auf eigene Größenfantasien im Hinblick auf die Beziehungsarbeit, die eben nun einmal doch nicht alles heilen kann? Ist es aufseiten eines Arztes oder einer Ärztin Ausdruck des Erlebens einer Patientin, die sich womöglich nicht auf die Beziehungsarbeit einlässt und nun konsequenterweise mit dem Medikament vorliebnehmen muss (und somit ein aggressiver Akt)? Wird womöglich jemandem etwas Wichtiges und Hilfreiches vorenthalten, wenn auf eine Medikation verzichtet wird?

BEISPIEL

Frau U. arbeitet als Psychiaterin in eigener ambulanter Praxis. Seit einiger Zeit ist Herr V. ihr Patient, der an einer rezidivierenden Depression leidet. Zuletzt war er wegen einer schweren Episode in stationärer Behandlung, außerdem ist er seit einigen Jahren in ambulanter Psychotherapie. Initial kam die Bitte um die Prüfung einer Indikation für eine medikamentöse Therapie durch den ambulanten Psychotherapeuten zustande.

Als Herr V. erstmals in die psychiatrische Praxis kam, spürte Frau U. einen hohen Druck, ihm eine »Wunderpille« verschreiben zu sollen, die ihn endlich von der Depression entlasten sollte. Ein Telefonat mit dem ambulanten Therapeuten ermöglichte es Frau U., die Dynamik besser einschätzen zu können und auch mit Herrn V. zu einer informierten Entscheidung zu gelangen. Sie konnte reflektieren, dass die psychiatrisch-pharmakotherapeutische Behandlung eine Hilflosigkeit in der Psychotherapie auflösen sollte – jedoch trotzdem angezeigt war.

Auch das Absetzen des Medikaments gegen Ende der erfolgreich verlaufenden Psychotherapie war Anlass zu einer Reflexion der bewussten und unbewussten Bedeutungen der beiden Behandelnden und des Medikaments. Sowohl die Gesprächsführung als auch die Wirkung des Medikaments konnten auf dieser Grundlage ihre hilfreiche und unterstützende Funktion ausüben.

Es lohnt sich, auch die vermeintlich »objektive« und biologische Wirkung oder Nichtwirkung eines Psychopharmakons um eine Reflexion von Beziehungsaspekten unter der Maßgabe von Übertragung und Gegenübertragung zu ergänzen. Medikamente »machen« Gefühle und Fantasien, und die Gestaltung der Beziehung kann ihre Wirkung unterstützen oder hemmen.

Die Verschreibung und die Einnahme eines Psychopharmakons finden nicht unabhängig davon statt, welche Hilfeerwartung sowohl an das Medikament als auch an die verschreibende Person damit verknüpft ist.

Grenzen der Arbeit mit Übertragung und Gegenübertragung – Schlussbemerkung

Die Arbeit mit Übertragungen und Gegenübertragungen sollten wir nicht als etwas ansehen, was lediglich in der psychoanalytischen Therapie und in einigen wenigen anderen Arbeitssettings ausgeführt wird, in den meisten anderen aber nicht infrage kommt. Vielmehr kann von der Arbeit mit Übertragung und Gegenübertragung als einer spezifischen Betrachtungsebene gesprochen werden, die in unterschiedlicher Weise, zu unterschiedlichen Zeitpunkten und bei unterschiedlichen professionellen Aufgaben und Fragestellungen hilfreich ist.

Es ist immer in Betracht zu ziehen, welche Rolle eine Aktualisierung verinnerlichter Beziehungsmuster in der professionellen Beziehung spielt. Dies hilft beim Verstehen der Phänomene, die in diesen Beziehungen auftauchen. Allerdings unterscheiden sich die Felder, Berufsgruppen und konkreten Zielsetzungen zum Teil dann recht deutlich voneinander, wenn es um die Wahl geeigneter Interventions- oder Handlungsformen geht.

Eine wichtige Grenze in der Arbeit mit Übertragungen und Gegenübertragungen ist dort gegeben, wo darauf bezogene Interventionen nicht zum professionellen Auftrag passen. Geht es um eine strukturelle Veränderung des Psychischen, um Hinweise auf wiederkehrende Muster im Verhalten – oder im Gegensatz dazu ganz konkret um somatische Beschwerden, sozialberaterische Fragestellungen u. v. m.? Viele der diskutierten Beispielfelder haben verdeutlicht, wann und weshalb es nicht angezeigt sein kann, aktualisierte Beziehungsmuster anzusprechen und zu deuten. Ein ganz trivialer Aspekt ist ferner die zur Verfügung stehende Zeit für entsprechende Veränderungsarbeit bezüglich internalisierter Muster.

BEISPIEL

Herr W. führt eine ambulante Kurzzeittherapie mit seinem Patienten Herrn Y. durch, nachdem diesem in einer psychiatrischen Sprechstunde dazu geraten worden war. Herr Y. fühlt sich seit dem Tod seines Vaters überfordert: Es sei viel zu erledigen, er könne den Verlust nicht gut verarbeiten, alles (Arbeit, eigene Kinder) wachse ihm über den Kopf. Herr W. nimmt bei seinem Patienten eine Reihe von Ressourcen wahr und kann sich gut darin einfühlen, dass sich Herr Y. zurzeit emotional und in der Alltagsführung »neu sortieren« muss. Beide entscheiden sich dafür, eine Kurzzeittherapie im Umfang von zwölf Behandlungsstunden durchzuführen. Auch wenn Herr W. manchmal den Eindruck hat, dass ambivalente Gefühle von Herrn Y. bei ihm landen (zu ihm wird bewundernd aufgeblickt, es gibt aber auch verdeckte Rivalität), entscheidet er sich dagegen, diese Übertragungsfigur anzusprechen, da es ihm angesichts des Behandlungsfokus, des Stundenumfangs und des therapeutischen Prozesses insgesamt nicht erforderlich erscheint.

Der Einsatz von Interventionen, die sich direkt auf die Übertragung oder Gegenübertragung richten, bemisst sich also am jeweiligen professionellen Auftrag und an den Veränderungszielen. Das Durcharbeiten verinnerlichter Beziehungsmuster ist in vielen Fällen weder möglich noch geboten. Zudem sollte man die Wirkung einer Intervention, die entsprechende Muster benennt, auch nicht überschätzen.

Grundsätzlich lässt sich sagen, dass Übertragungen und Gegenübertragungen in jeweils unterschiedlichen Verhältnissen zu den beiden anderen Ebenen der professionellen Beziehung stehen, nämlich der Realbeziehung und dem Arbeitsbündnis. Auch diese geben Grenzen vor, wie der Durchgang durch die verschiedenen Handlungsfelder psychiatrischer und psychosozialer Arbeit und die verschiedenen Gruppen, mit denen darin gearbeitet wird, gezeigt hat.

Eine andere Grenze der Arbeit mit Übertragungen und Gegenübertragungen betrifft die jeweilige spezifische Kompetenz und Vorerfahrung der professionell Tätigen. Es hat sich gezeigt, dass nicht nur das Vermögen zu Introspektion und intersubjektiver Einfühlung relevante Faktoren sind, sondern auch die Aus-, Fort- oder Weiterbildung in diesem Bereich. Eine eingehende Beschäftigung damit wird die professionelle Arbeit verbessern, kann schädigenden Wirkungen vorbeugen und erlaubt in vielen Fällen die Bearbeitung von Themen, die andernfalls leicht im Hintergrund bleiben oder vermieden werden.

Ausgewählte Literatur

Andersen, S. M. & Berk, M. S. (1998): Transference in everyday experience: Implications of experimental research for relevant clinical phenomena. In: *Review of General Psychology,* 2, S. 81–120. DOI: 10.1037/1089-2680.2.1.81

Arbeitskreis OPD (Hg.) (2023): Operationalisierte Psychodynamische Diagnostik OPD-3. Das Manual für Diagnostik und Therapieplanung. Göttingen: Hogrefe.

Argelander, H. (1967): Das Erstinterview in der Psychotherapie. In: *Psyche – Zeitschrift für Psychoanalyse,* 21, S. 341–368; 429–467; 473–512.

Bardé, B. (1993): Die psychotherapeutische Behandlung der Patienten durch ein therapeutisches Team. Zur Theorie, Empirie und Klinik der psychoanalytisch orientierten stationären Psychotherapie. In: Bardé, B. & Mattke, D. (Hg.): Therapeutische Teams. Theorie – Empirie – Klinik, S. 51–108. Göttingen: Vandenhoeck & Ruprecht.

Bardé, B. & Mattke, D. (Hg.) (1993): Therapeutische Teams. Theorie – Empirie – Klinik. Göttingen: Vandenhoeck & Ruprecht.

Bion, W. R. (1971/1961): Erfahrungen in Gruppen und andere Schriften. Stuttgart: Klett.

Bleger, J. (1967): Psycho-analysis of the psycho-analytic frame. In: *International Journal of Psychoanalysis,* 48, S. 511–519.

Boege, I.; Schepker, R. & Fegert, J. M. (2020): Vom Hometreatment zur stationsäquivalenten Behandlung (StäB). In: *Zeitschrift für Kinder- und Jugendpsychiatrie und Psychotherapie,* 48, 5, S. 393–406.

Breuer, J. (1895): Beobachtung I. Frl. Anna O. In: Freud, S.: GW. Nachtragsband [Freud], S. 221–243. Frankfurt a. M.: Fischer.

Clarkin, J. F.; Yeomans, F. E. & Kernberg, O. F. (2001): Psychotherapie der Borderline-Persönlichkeit. Manual zur Transference-Focused Psychotherapy (TFP). Stuttgart: Schattauer.

Datler, W.; Steinhardt, K. & Gstach, J. (2004): Psychoanalytisch orientierte Beratung. In: Nestmann, F.; Engel, F. & Sickendiek, U. (Hg.): Das Handbuch der Beratung, Band 2: Ansätze, Methoden und Felder, S. 613–627. Tübingen: DGVT-Verlag.

Deserno, H. (2005): Übertragungskonstellationen in der Behandlung von Depressionen und ein beispielhafter Verlauf. In: Leuzinger-Bohleber, M.; Hau, S. & Deserno, H. (Hg.): Depression – Pluralismus in Praxis und Forschung, S. 82–105. Göttingen: Vandenhoeck & Ruprecht.

Drees, A. (2002): Prismatische Balintgruppen. Lengerich: Pabst.

Enke, H. (1965): Bipolare Gruppenpsychotherapie als Möglichkeit psychoanalytischer Arbeit in der stationären Psychotherapie. In: *Zeitschrift für Psychotherapie und medizinische Psychologie*, 5, 253–268.

Eubanks, C. F.; Muran, J. C. & Safran, J. D. (2018): Alliance rupture repair: A meta-analysis. In: *Psychotherapy*, 55, 4, S. 508–519.

Flückiger, C.; Del Re, A. C.; Wampold, B. E. & Horvath, A. O. (2018): The alliance in adult psychotherapy: A meta-analytic synthesis. In: *Psychotherapy*, 55, 4, S. 316–340.

Foulkes, S. (2024): Ausgewählte Schriften zu Psychoanalyse und Gruppenanalyse. Gießen: Psychosozial.

Freud, A. (1984/1936): Das Ich und die Abwehrmechanismen. Frankfurt a. M.: Fischer.

Freud, S. (1895): Studien über Hysterie. GW I, S. 75–312.

Freud, S. (1900): Die Traumdeutung. GW II/III, S. 1–642.

Freud, S. (1905): Bruchstück einer Hysterie-Analyse. GW V, S. 161–286.

Freud, S. (1910): Über Psychoanalyse. GW VIII, S. 1–60.

Freud, S. (1912): Ratschläge für den Arzt bei der psychoanalytischen Behandlung. GW VIII, S. 376–420.

Freud, S. (1914): Erinnern, Wiederholen und Durcharbeiten. GW X, S. 125–136.

Freud, S. (1923): »Psychoanalyse« und »Libidotheorie«. GW XIII, S. 209–233.

Freud, S. (1960): Briefe 1873–1939. Hg. von Ernst Freud. Frankfurt a. M.: Fischer.

Freud, S. & Jung, C. G. (1984/1979): Briefwechsel. Frankfurt a. M.: Fischer.

Gelso, C. J. (2014): A tripartite model of the therapeutic relationship: Theory, research, and practice. *Psychotherapy Research,* 24, 117–131.

Gingelmaier, S.; Taubner, S. & Ramberg, A. (Hg.) (2018): Handbuch mentalisierungsbasierte Pädagogik. Göttingen: Vandenhoeck & Ruprecht.

Gumz, A.; Marx, C.; Rugenstein, K. & Munder, T. (2025): Spannungen und Krisen in der therapeutischen Beziehung. In: Gumz, A. & Hörz-Sagstetter, S. (Hg.): Psychodynamische Psychotherapie in der Praxis, S. 690–702, 2. Aufl. Weinheim: Beltz.

Gumz, A. & Storck, T. (2025): Übertragung und Gegenübertragung. In: Gumz, A. & Hörz-Sagstetter, S. (Hg.): Psychodynamische Psychotherapie in der Praxis, S. 44–57, 2. Aufl. Weinheim: Beltz.

Hardt, J. (2013): Die tiefenpsychologische Methode und Variationen psychoanalytischer Behandlungstechnik. In: Hardt, J. (Hg.): Methode und Techniken der Psychoanalyse. Versuche zur Praxis, S. 171–189. Gießen: Psychosozial.

Hayes, J. A.; Owen, J. & Nissen-Lie, H. A. (2018): The contributions of client culture to differential therapist effectiveness.

In: Castonguay, L. G. & Hill, C. E. (Hg.): Why and how are some therapists better than others? Understanding therapist effects, S. 159–174. Washington: APA.

Heigl-Evers, A.; Henneberg-Mönch, U.; Odag, C. & Standke, G. (1986): Die Vierzigstundenwoche für Patienten. Konzept und Praxis teilstationärer Psychotherapie. Göttingen, Zürich: Vandenhoek & Ruprecht.

Heimann, P. (1996/1950): Über die Gegenübertragung. In: *Forum Psychoanalyse,* 12, S. 179–184.

Hierdeis, H. (2016): Psychoanalytische Pädagogik – Psychoanalyse in der Pädagogik. Stuttgart: Kohlhammer.

Hill, C. E.; Knox, S. & Pinto-Coelho, K. G. (2019): Self-disclosure and immediacy. In: Norcross, J. C. & Lambert, M. J. (Hg.): Psychotherapy relationships that work. Vol. 1, S. 379–420, 3. Aufl. New York: OUP.

Høglend, P.; Dahl, H. S.; Hersoug, A. G.; Lorentzen, S. & Perry, J. C. (2010): Long-term effects of transference interpretation in dynamic psychotherapy of personality disorders. In: *European Psychiatry,* 2, S. 168–181. DOI: 10.1016/j.eurpsy.2010.05.006

Janssen, P. L. (1987): Psychoanalytische Therapie in der Klinik. Stuttgart: Klett-Cotta.

Jones, M. (1953): The therapeutic community. New York: Basic Books.

Joseph, B. (1985): Transference: The total situation. In: *International Journal of Psychoanalysis,* 66, S. 447–454.

Kafka, J. (2019): Chestnut Lodge and the psychoanalytic approach to psychosis. In: Lombardi, R.; Rinaldi, L. & Thanopulos, S. (Hg.): Psychoanalysis of the psychoses, S. 43–64. London, New York: Routledge.

Kernberg, O. F. (1996/1975): Borderline-Störungen und pathologischer Narzißmus, 9. Aufl. Frankfurt a. M.: Suhrkamp.

Kernberg, O. F. (1981): Die therapeutische Gemeinschaft – eine Neubewertung. In: Kernberg, O. F. (Hg.): Ideologie, Konflikt und Führung. Psychoanalyse von Gruppenprozessen und Persönlichkeitsstruktur, S. 209–230. Stuttgart: Klett-Cotta.

Kirsch, H. (2022): Übertragung und Gegenübertragung. In: Günther, M.; Heilmann, J. & Kerschgens, A. (Hg.): Psychoanalytische Pädagogik und Soziale Arbeit, S. 153–170. Gießen: Psychosozial.

Klein, M. (1952): On the origins of transference. In: *International Journal of Psychoanalysis,* 33, S. 433–438.

Klosinski, M.; Castro Núñez, S.; Oestereich, C. & Hegemann, T. (Hg.) (2022): Handbuch Transkulturelle Psychiatrie. Köln: Psychiatrie Verlag.

Klüwer, R. (1983): Agieren und Mitagieren. In: *Psyche – Zeitschrift für Psychoanalyse,* 37, S. 828–840.

Körner, J. (2014): Arbeit »in« der Übertragung. Fünfundzwanzig Jahre später. In: *Forum Psychoanalyse,* 30, S. 341–356.

Kretzschmar, T. & Hamburger, A. (2019): Coaching und Supervision. Stuttgart: Kohlhammer.

Küchenhoff, J. (1998): Teilstationäre Psychotherapie. Theorie und Praxis. Stuttgart: Schattauer.

Küchenhoff, J. (Hg.) (2016): Psychoanalyse und Psychopharmakologie: Grundlagen, Klinik, Forschung. Stuttgart: Kohlhammer.

Künstler, S. (2021): Soziale Arbeit und Psychoanalyse. Das Ineinandergreifen handelnder Hilfe und verstehender Zugänge. In: *Psyche – Zeitschrift für Psychoanalyse,* 75, 9/10, S. 936–958.

Kutter, P. (1990a): Das direkte und das indirekte Spiegelphänomen. In: Pühl, H. (Hg.): Handbuch der Supervision. Beratung und Reflexion in Ausbildung, Beruf und Organisation, S. 291–301. Berlin: Spiess.

Kutter, P. (1990b): Psychoanalyse als Reflexionsinstrument der Sozialarbeit. In: Büttner, C.; Finger-Trescher, U. & Scherpner, M. (Hg.): Psychoanalyse und soziale Arbeit, S. 43–60. Mainz: Matthias-Grünewald.

Lempa, G.; Haebler, D. von & Montag, C. (2017): Psychodynamische Psychotherapie der Schizophrenien, 2. Aufl. Gießen: Psychosozial.

Link, P.-C.; Behringer, N.; Turner, A.; Kreuzer, T. & Schwarzer, N.-H. (Hg.) (2024): Mentalisierungsbasierte Inklusions- und Sonderpädagogik. Bildungsraum Schule. Göttingen: Vandenhoeck & Ruprecht.

Loch, W. (1995): Theorie und Praxis von Balint-Gruppen. Gesammelte Aufsätze. Tübingen: edition diskord.

Lohmer, M. & Möller, H. (2019): Psychoanalyse in Organisationen: Einführung in die psychodynamische Organisationsberatung. Stuttgart: Kohlhammer.

Lorenzer, A. (1970): Sprachzerstörung und Rekonstruktion. Frankfurt a. M.: Suhrkamp.

Main, T. F. (1946): The hospital as a therapeutic institution. In: *Bulletin of the Menninger Clinic,* 10, S. 66–70.

Möller, H. & Benecke, C. (2023): OPD-basierte Diagnostik und Intervention im Coaching. Göttingen: Vandenhoeck & Ruprecht.

Money-Kyrle, R. (2013/1956): Normale Gegenübertragung und mögliche Abweichungen. In: Frank, C. & Weiß, H. (Hg.): Normale Gegenübertragung und mögliche Abweichungen. Zur Aktualität von R. Money-Kyrles Verständnis des Gegenübertragungsprozesses, S. 19–36, 2. Aufl. Frankfurt a. M.: Brandes & Apsel.

Mühl, C. (2016): »Da ist was los! Was ist da los?« – Übertragung, Gegenübertragung und das Unbewusste in der Kinder- und Jugendlichenpsychotherapie. In: *Imagination,* 38, 3, S. 44–54.

Peters, M. & Lindner, R. (2019): Psychodynamische Psychotherapie im Alter: Grundlagen, Störungsbilder und Behandlungsformen. Stuttgart: Kohlhammer.

Plassmann, R. (2016): Die Technik der Prozessdeutung. In: *Forum Psychoanalyse*, 32, S. 443–460.

Racker, H. (1988/1959): Übertragung und Gegenübertragung. Studien zur psychoanalytischen Technik. München, Basel: Ernst Reinhardt.

Reich, G. & Boetticher, A. von (2020): Psychodynamische Paar- und Familientherapie. Stuttgart: Kohlhammer.

Rugenstein, K. (2024): Übertragung. Gießen: Psychosozial.

Safran, J. D. & Muran, J. C. (2000): Negotiating the therapeutic alliance. New York, London: Guilford.

Sandler, J. (1976): Gegenübertragung und Bereitschaft zur Rollenübernahme. In: *Psyche – Z. Psychoanal.*, 30, S. 297–305.

Schultz-Venrath, U. (Hg.) (2011): Psychotherapien in Tageskliniken. Methoden, Konzepte, Strukturen. Berlin: MWV.

Spitzer, C.; Rullkötter, N. & Dally, A. (2016): Stationäre Psychotherapie. In: *Der Nervenarzt*, 87, S. 99–110.

Staats, H.; Dally, A. & Bolm, A. (Hg.) (2014): Gruppenpsychotherapie und Gruppenanalyse: Ein Lehr- und Lernbuch für Klinik und Praxis. Göttingen: Vandenhoeck & Ruprecht.

Sterba, R. (1934): Das Schicksal des Ichs im therapeutischen Verfahren. *Internationale Zeitschrift für Psychoanalyse*, 20, 66–73.

Storck, T. (2016): Psychoanalyse und Psychosomatik. Die leiblichen Grundlagen der Psychodynamik. Stuttgart: Kohlhammer.

Storck, T. (2017): Die Fallbesprechung in der stationären Psychotherapie. Konzeption und Praxis. Stuttgart: Kohlhammer.

Storck, T. (2018): Psychoanalyse nach Sigmund Freud. Stuttgart: Kohlhammer.

Storck, T. (2019): Objekte. Grundelemente psychodynamischen Denkens, Band 4. Stuttgart: Kohlhammer.

Storck, T. (2020): Übertragung. Grundelemente psychodynamischen Denkens, Band 5. Stuttgart: Kohlhammer.

Storck, T. (2021): Abwehr und Widerstand. Grundelemente psychodynamischen Denkens, Band 6. Stuttgart: Kohlhammer.

Storck, T. (2022a): Deutung. Grundelemente psychodynamischen Denkens, Band 8. Stuttgart: Kohlhammer.

Storck, T. (2022b): Mentalisierte Alterität: Psychodynamisches Arbeiten mit der leiblichen Gegenübertragung. In: Leikert, S. (Hg.): Das körperliche Unbewusste in der psychoanalytischen Behandlungstechnik, S. 261–289. Frankfurt a. M.: Brandes & Apsel.

Storck, T. (2023): Konzeptuelle Kompetenz in der Psychotherapie. Göttingen: Vandenhoeck & Ruprecht.

Storck, T. (2024): Übertragung und Gegenübertragung – ein konzeptueller Überblick. In *Texte – Psychoanalyse, Ästhetik, Kulturkritik,* 44, 2, S. 10–26.

Storck, T. (2025a): Übertragung und Gegenübertragung. Ein Leitfaden für die psychotherapeutische Praxis. Göttingen: Hogrefe.

Storck, T. (2025b): Szenisches Verstehen. In: Gumz, A. & Hörz-Sagstetter, S. (Hg.): Psychodynamische Psychotherapie in der Praxis, S. 58–71, 2. Aufl. Weinheim: Beltz.

Storck, T. & Brakemeier, E.-L. (2017): Sprache und Fremdheit in der interkulturellen dolmetschergestützten Psychotherapie. In: *Psychotherapeut,* 62, 4, S. 291–298.

Storck, T. & İzat, Y. (2023): Die Fallbesprechung in der stationären Kinder- und Jugendlichenpsychotherapie. Empfehlungen zum Vorgehen anhand einer Einzelfalldarstellung. In: *Praxis der Kinderpsychologie und Kinderpsychiatrie,* 72, 3, S. 178–191.

Storck, T.; Schouler-Ocak, M. & Brakemeier, E.-L. (2016): Words don't come easy. Einige Probleme in der dolmetschergestützten Psychotherapie. In: *Psychotherapeut,* 61, 6, S. 524–529.

Storck, T. & Stegemann, D. (2021): Psychoanalytische Konzepte in der Psychosenbehandlung. Entwicklungspsychologie, Störungsbild und Beziehungsdynamik. Stuttgart: Kohlhammer.

Storck, T. & Taubner, S. (2024): Tiefenpsychologisch fundierte Psychotherapie und Analytische Psychotherapie. In: Teismann, T.; Thoma, P.; Taubner, S.; Wannemüller, A. & Sydow, K. von (Hg.): Klinische Psychologie und Psychotherapie: Ein verfahrensübergreifendes Lehr- und Lernbuch, S. 36–50. Göttingen: Hogrefe.

Sydow, K. von (2025): Therapie mit Paaren und Familien. In: Gumz, A. & Hörz-Sagstetter, S. (Hg.): Psychodynamische Psychotherapie in der Praxis, S. 606–616, 2. Aufl. Weinheim: Beltz.

Taubner, S. & Aguilar-Raab, C. (2022): Psychodynamische Prävention psychischer Störungen. Stuttgart: Kohlhammer.

Taubner, S.; Fonagy, P. & Bateman, A. (2019): Mentalisierungsbasierte Therapie. Göttingen: Hogrefe.

Tuckett, D. (2007): Ist wirklich alles möglich? In: *Forum der Psychoanalyse,* 23, S. 44–64.

Will, H. (2016): Ungesättigte und gesättigte Deutungen. In: *Psyche – Zeitschrift für Psychoanalyse,* 70, S. 2–23.

Winnicott, D. W. (1997/1947): Hass in der Gegenübertragung. In: *Kinderanalyse,* 5, 1, S. 35–46.

Zwettler-Otte, S. (Hg.) (2007): Entgleisungen in der Psychoanalyse. Göttingen: Vandenhoeck & Ruprecht.

Zwiebel, R. (2010/1992): Der Schlaf des Analytikers. Die Müdigkeitsreaktion in der Gegenübertragung, 3. Aufl. Stuttgart: Klett-Cotta.

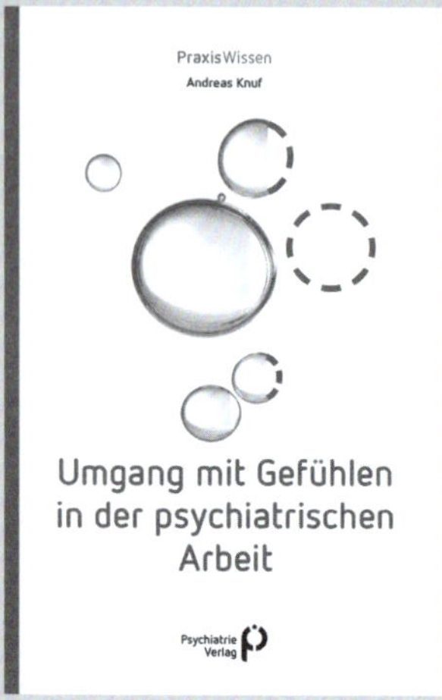

Andreas Knuf

Umgang mit Gefühlen in der psychiatrischen Arbeit

1. Auflage 2020
ISBN: 978-3-88414-955-3 22,00 €
E-Book (PDF): 978-3-96605-062-3 21,99 €
E-Book (EPUB): 978-3-96605-065-4 21,99 €
160 Seiten

Sich Gefühlen stellen

Psychische Erkrankungen sind eng an Gefühle gekoppelt. Andreas Knuf ermutigt psychiatrisch Tätige, Gefühle in der Behandlung nicht nur als »Beiwerk« zu verstehen, sondern ihnen Raum in der professionellen Arbeit zu geben.

Hinter allen psychischen Erkrankungen verbergen sich zumeist sehr unangenehme Gefühle wie Angst, Traurigkeit oder Scham. Das Buch vermittelt Techniken, die Fachpersonen nutzen können, um Klient*innen zu helfen, mit solchen belastenden Gefühlen besser zurechtzukommen. Dabei geht es nicht darum, bestimmte Gefühle »wegzumachen«, sondern einen heilsamen Umgang mit ihnen zu finden.

Das Buch zeigt auch, wie Helfende gut mit ihren eigenen Gefühlen wie Ohnmacht oder Ärger umgehen können.

Psychiatrie Verlag

Telefon: 0221 167989-0
E-Mail: info@psychiatrie-verlag.de
Internet: www.psychiatrie-verlag.de